Alain Moreau

Démarche éducative d'approche centrée patient dans le diabète type 2

AF066135

Alain Moreau

Démarche éducative d'approche centrée patient dans le diabète type 2

Approche phénoménologique exploratoire (étude qualitative DEADIEM)

Presses Académiques Francophones

Impressum / Mentions légales
Bibliografische Information der Deutschen Nationalbibliothek: Die Deutsche Nationalbibliothek verzeichnet diese Publikation in der Deutschen Nationalbibliografie; detaillierte bibliografische Daten sind im Internet über http://dnb.d-nb.de abrufbar.
Alle in diesem Buch genannten Marken und Produktnamen unterliegen warenzeichen-, marken- oder patentrechtlichem Schutz bzw. sind Warenzeichen oder eingetragene Warenzeichen der jeweiligen Inhaber. Die Wiedergabe von Marken, Produktnamen, Gebrauchsnamen, Handelsnamen, Warenbezeichnungen u.s.w. in diesem Werk berechtigt auch ohne besondere Kennzeichnung nicht zu der Annahme, dass solche Namen im Sinne der Warenzeichen- und Markenschutzgesetzgebung als frei zu betrachten wären und daher von jedermann benutzt werden dürften.

Information bibliographique publiée par la Deutsche Nationalbibliothek: La Deutsche Nationalbibliothek inscrit cette publication à la Deutsche Nationalbibliografie; des données bibliographiques détaillées sont disponibles sur internet à l'adresse http://dnb.d-nb.de.
Toutes marques et noms de produits mentionnés dans ce livre demeurent sous la protection des marques, des marques déposées et des brevets, et sont des marques ou des marques déposées de leurs détenteurs respectifs. L'utilisation des marques, noms de produits, noms communs, noms commerciaux, descriptions de produits, etc, même sans qu'ils soient mentionnés de façon particulière dans ce livre ne signifie en aucune façon que ces noms peuvent être utilisés sans restriction à l'égard de la législation pour la protection des marques et des marques déposées et pourraient donc être utilisés par quiconque.

Coverbild / Photo de couverture: www.ingimage.com

Verlag / Editeur:
Presses Académiques Francophones
ist ein Imprint der / est une marque déposée de
OmniScriptum GmbH & Co. KG
Heinrich-Böcking-Str. 6-8, 66121 Saarbrücken, Deutschland / Allemagne
Email: info@presses-academiques.com

Herstellung: siehe letzte Seite /
Impression: voir la dernière page
ISBN: 978-3-8416-3122-0

Zugl. / Agréé par: Lyon, Université Claude Bernard Lyon 1, 2013

Copyright / Droit d'auteur © 2015 OmniScriptum GmbH & Co. KG
Alle Rechte vorbehalten. / Tous droits réservés. Saarbrücken 2015

Démarche éducative d'approche centrée patient dans le diabète de type 2

Approche phénoménologique exploratoire (étude qualitative DEADIEM)

Résumés

RESUME

L'Approche Centrée Patient (ACP) permet sur le plan conceptuel la réalisation d'une démarche éducative vis-à-vis du patient diabétique de type 2. Mais la question de son fonctionnement se pose en pratique clinique de médecine générale. Dans le cadre d'une étude exploratoire qualitative phénoménologique, une Démarche Educative DEADIEM a été testée auprès de 10 patients diabétiques de type 2 inclus par 5 médecins généralistes pour en comprendre son fonctionnement. Cette démarche comprenait l'exploration de la perspective du patient, ce qui est VRAI (Vécu, Représentation, Attentes, Important) pour lui, une démarche explicative, des conseils hygiéno-diététiques adaptés et un objectif de compréhension commune avec le médecin avec évaluation à 3 mois de ses résultats. En confrontant les données du discours avec les modèles transthéorique et transactionnel par procédure de triangulation théorique, cette démarche a corroboré une dynamique d'adaptation « coping », des processus expérientiels et comportementaux favorisant ou pas des changements. Les médecins traitants ont été sollicités pour parler de leur perception de la relation. L'étude a illustré l'interaction symbolique qui existe entre des représentations « personnages » que chacun se fait de l'autre et qui peuvent bloquer ou faciliter la relation et la compréhension commune. Les médecins traitants ont pu exprimer de manière réaliste leurs limites et les difficultés de la relation transférentielle. A l'issu de cette étude, l'ACP, enrichi par d'autres modèles, est apparue comme un processus thérapeutique systémique qui peut être accessible à tout médecin généraliste et au-delà à tout professionnel de l'éducation thérapeutique. Elle est enseignable et doit faire l'objet de travaux de recherche complémentaires.

MOTS-CLES : Approche Centrée Patient, Education Thérapeutique, Diabète de type 2, Médecine Générale, Recherche qualitative phénoménologique

---

TITLE

Patient Centered Approach in Therapeutic type 2 Diabetic Patient Education in general practice. Exploratory Phenomenological qualitative research DEADIEM

ABSTRACT

The Patient Centered Approach (PCA) allows, on the conceptual level, to undertake an educative counseling program for type 2 diabetic patients. The question of its efficiency remains unclear in everyday general practice. In the setting of an exploratory phenomenological qualitative research DEADIEM, an experiential educative counseling based on a patient centered care model, was tested on a population of ten type 2 diabetic patients selected by five general practitioners to understand it's functioning. This study investigated the patient's perspective, their real experience, beliefs, expectations, preferences. An explanatory procedure and adapted hygieno-dietetic counseling was proposed together with an objective of common ground between patient and practitioner. The results were evaluated after three months. By triangulating data extracted from the patient's transcript with other trans theoretical model and transactional models, the study revealed coping dynamic, experiential and behavioral processes which favoured or not changes. General practitioners were asked to express their perception of the physician patient relationship. The study illustrated the symbolic interaction existing between the "personal fronts" representations that anyone has about others that may block or facilitate relation and common understanding. GPs have been able to express in a realistic way their limits and the difficulties of transferential relationship. At the end of the study, PCA, enriched by other models appeared as a systemic therapeutic process that can be of ready access to any GP, can be taught and must be the subject of further research.

KEY WORDS : Patient Centered Care, Therapeutic Patient Education, Type 2 Diabetes, General Practice, Phenomenological qualitative research

Liste des abréviations

ACP : Approche Centrée patient

CEST : Cognitive-Experiential Self-Theory of Personality

CNGE : Collège des Généralistes Enseignants

DEADIEM : Démarche Educative d'ACP dans le DIabète de type 2 En Médecine générale

DMG : Département de Médecine Générale

DMP : Décision Médicale Partagée

DT1 : Diabète de type 1

DT2 : Diabète de type 2

ECR : Essai Clinique Randomisé

FG : Focus Group

FRCV : Facteur de Risque Cardio-Vasculaire

HBM : Health Belief Model

HTA : Hypertension Artérielle

LCI : Lieu de Contrôle Interne   LCE : Lieu de Contrôle Externe

MG : Médecine Générale

MTT : Modèle TransThéorique

QDV : Qualité De Vie

RA : Risque Absolu RR : Risque Relatif

RCC : Relationship Centred Care

RMM : Relation Médecin Malade

RPC : Recommandation pour la Pratique Clinique

SEP : Sentiment d'Efficacité Personnelle

SNA : Système Nerveux Autonome

SR : Système Rationnel cognitif conscient

SE : Système Expérientiel émotionnel préconscient

TAR (Théorie de l'Action Raisonnée)   TCP (Théorie du Comportement Planifié)

Table des matières

Introduction : 9

Chapitre 1 : Le diabète de type 2, interventions éducatives et adhérence thérapeutique 13

Chapitre 2 : Compétence Approche Centrée Patient 19

Chapitre 3 : Cadrage théorique de l'étude 23
   1. L'approche phénoménologique et anthropologique 25
   2. Education thérapeutique 26
   3. Modèle Transthéorique du changement 29
   4. Sentiment d'efficacité personnelle 34
   5. Modèle transactionnel (« coping ») 37
   6. Interactionnisme symbolique et le "Soi" 40
   7. Modèle Approche Centrée Patient 42

Chapitre 4 : Approche Centrée Patient : un concept adapté à la prise en charge éducative du patient présentant un diabète de type 2 45
   1. Explorer la perspective du patient « en tant que personne » et écouter sa narration 47
   2. Comprendre la personne dans sa globalité biopsychosociale, historique et son contexte 49
      2.1 Réfléchir sur Soi 49
      2.2 Approche globale biopsychosociale 49
   3. S'entendre, trouver un terrain d'entente-compréhension commun entre médecin et patient 51
   4. Mettre en valeur la relation et l'alliance thérapeutique 53
      4.1 La relation- rencontre interactionniste symbolique 53
      4.2 Compétence professionnelle communication-relation et attitudes thérapeutiques 54
      4.3 Faire vivre une expérience relationnelle et porter attention aux émotions . 58
      4.4 Travailler sur le Soi et la personnalité 59
      4.5 Créer un environnement didactique et recadrer en position « méta » 59
   5. Valoriser la Promotion de la santé dans une optique de réalisation de « Soi » 61
   6. Médecin « comme personne » réflexive, réaliste et éthique 62
      6.1 Pratique réflexive : entre raisonnement, résonance et reconnaissance des mécanismes transférentiels 62
      6.2 La gestion réaliste de l'ACP dans le temps et la continuité des soins 62
      6.3 Position éthique du médecin et ACP 64
   7. Limites de l'ACP 66
      7.1 Que représente l'ACP en situation de pratique courante ? 66
      7.2 Quels sont les obstacles identifiés par rapport à la pratique ACP ? 66

Chapitre 5 : Etude qualitative phénoménologique DEADIEM 69
1. Introduction 71
2. Méthode 72
   2.1 Déroulement de l'étude et inclusions des sujets de l'étude 72
   2.2 Description de DEADIEM 73
   2.3 Population de l'étude 75
      2.3.1 Contexte Bio médical et sociodémographique des patients 75
      2.3.2 Caractéristiques des médecins traitants ayant inclus les patients 77
   2.4 Méthode d'analyse des données 78
   2.5 Démarches éthiques et réglementaires 79
3. Résultats 80
   3.1 Résultats de l'évaluation clinique de l'intervention DEADIEM 80
      3.1.1 Auto Evaluation de l'atteinte des objectifs de changements et satisfaction exprimée par les patients 3 mois après l'intervention 80
      3.1.2 Evaluation Bio cliniques de l'intervention 82
      3.1.3 Evaluation globale 82
   3.2 Résultats de l'Analyse thématique 83
      3.2.1 La perspective du patient (Vécu-représentation-connaissances-attentes - préférence) 83
      3.2.2 Réfléchir sur Soi, utiliser des processus défensifs et coping 87
      3.2.3 Processus cognitivo-émotionnels expérientiels de changement 89
      3.2.4 Processus comportementaux de changement 92
      3.2. 5 Impact sur l'observance 95
      3.2.6 Interaction « terrain d'entente, compréhension commune »,concordance, alliance thérapeutique représentations « personnages » 96
      3.2.7 Perceptions de la relation thérapeutique par les médecins traitants 98
      3.2. 8 Médecin en tant que personne 99
      Réflexivité, Résonance émotionnelle et transférentielle 99
      Réalisme 99
      Questionnement sur le sens 99
      Validation « member checking » 99

Chapitre 6 : Triangulation des données de DEADIEM 103
   1.Triangulation des données avec le MTT et le SEP 107
      1.1 Processus expérientiels et comportementaux 107
      1.2 Prendre en compte le concept de Soi, le sentiment d'efficacité personnelle (SEP) et la conscience de Soi 109
   2. Triangulation des données avec le modèle transactionnel 110
   3. Triangulation avec le modèle interactionniste symbolique 112

Chapitre 7 : Proposition de modélisation de l'ACP comme système thérapeutique intégrateur d'autres modèles 117

Chapitre 8 : Discussion 123
   1.Résumé des principaux résultats 125
   2. Points forts de cette étude 125
   3. Limites et biais de l'étude 126
      3.1 Biais d'investigation lié au chercheur 126
      3.2 Biais d'échantillonnage 126
      3.3 Biais de recrutement 127
      3.4 Biais d'interprétation (Fiabilité, validité, crédibilité) 127
   4.Perspective de recherche 129

Conclusion 131

Bibliographie 135

Introduction

Tout médecin doit réfléchir à sa fonction soignante dont l'objectif est de « guérir » le malade. Les anglais possèdent 3 mots pour décrire cette réalité complexe du soin et de la guérison : « Cure- Care -Heal »(1). Les avancées de la médecine scientifique (Evidence Based Medecine EBM) ont permis de trouver des remèdes efficaces médicamenteux, gestes chirurgicaux ou dispositifs médicaux curatifs contre la maladie qui soignent pour guérir définitivement le corps (Cure). L'EBM a permis de mettre en évidence des facteurs de risques de maladie que toute personne peut éviter en prenant soin de soi et en faisant attention à sa santé (Care). Comme tout n'est pas guérissable, la médecine peut aussi soigner en soulageant et cicatrisant les souffrances et les blessures de la vie de toute personne (Heal). Le « Curing » est plus centré sur la maladie. Le « Caring » et le « Healing » sont plus centrées sur la personne.

L'EBM représente l'idéal validé de la perspective biomédicale mais n'est pas toujours adapté au contexte psychosocial d'une personne et à ses perspectives auxquelles elle se confronte. Les populations incluses dans les ECR de l'EBM ne sont pas forcément représentatives des populations de patients « complexes » et poly pathologiques que l'on rencontre en médecine générale ambulatoire. Le conflit entre la subjectivité du patient qui raconte sa maladie et l'objectivité recherchée par le médecin peut être un obstacle à une pratique médicale efficiente(2).

Pour valoriser ces 2 dimensions « Caring » et « Healing » de la fonction soignante et mieux les articuler avec la dimension « Curing », a été créé le concept d'Approche Centrée sur le Patient (ACP) reconnu internationalement (« Patient Centered Approach »)(3). Il fait l'objet d'un travail de recherche abondant et donc d'une littérature abondante. Le mot « mesh » « Patient Centered Care » introduit dans la base de données « Pubmed » retrouve plus de 12000 citations.

La prise en charge d'un patient diabétique de type 2 fournit une situation clinique qui permet de mettre en jeu les 3 dimensions de la fonction soignante du médecin généraliste telle que nous l'avons définie précédemment (curing, caring et healing).

Les médecins sont bien formés aux soins curatifs qui impliquent des remèdes médicamenteux ou gestes techniques qu'ils ont la capacité à prescrire et mettre en œuvre. Par contre les médecins sont moins bien formés aux soins préventifs et psychothérapiques qui nécessitent une implication de leur part comme « remède » (4) et « thérapeute instrument » de la guérison du patient en tant que personne dans sa globalité (1).

L'ACP permet sur le plan conceptuel la réalisation d'une démarche d'éducation thérapeutique vis-à-vis du patient diabétique de type 2 théoriquement adaptée aux compétences du médecin généraliste. Mais la question de son côté opérationnel se pose. Comment le modèle ACP fonctionne-t-il en tant que démarche thérapeutique éducative de médecine générale en pratique clinique ?

Une deuxième question se pose. Comment peut-on comprendre sa pertinence, sa logique interne et sa cohérence en tant que processus thérapeutique ?

Pour mieux comprendre le fonctionnement du modèle ACP en médecine générale, nous avons voulu, dans une perspective phénoménologique, créer une situation « expérientielle » proche de la pratique clinique « en vraie vie » de démarche éducative d'ACP, observer et analyser les processus thérapeutiques à l'œuvre dans cette prise en charge chez les patients. Dans une perspective interactionniste, nous avons souhaité pouvoir nous entretenir avec les médecins traitants sur la perception de leur relation avec ces patients et de leur point de vue sur la démarche éducative de façon à mieux comprendre ce qui se passe dans le processus thérapeutique relationnel.

Cette étude a donc deux objectifs :

L'objectif principal est d'observer de manière expérimentale et phénoménologique une démarche éducative d'ACP en médecine générale auprès de patients diabétiques de type 2 et recueillir les perceptions des médecins traitants sur leur relation avec ces patients pour comprendre les modalités de fonctionnement du modèle ACP.

L'objectif secondaire est de confronter ce modèle ACP à d'autres modèles pour mieux comprendre sa propre dynamique en tant que processus thérapeutique, l'enrichir et proposer une modélisation, source d'enseignement dans une approche par compétence.

Cette étude est exploratoire car elle vise à mieux « défricher » en quoi l'ACP peut être un modèle utile à la pratique clinique des médecins généralistes, à l'enseignement des futurs médecins et à la recherche pour améliorer la fonction soignante et les résultats cliniques des patients.

Nous commencerons cette thèse par un rappel sur le diabète de type 2 comme contexte de soins (chapitre 1), puis nous continuerons sur les enjeux de l'ACP en terme de compétence professionnel (chapitre 2). Le cadrage théorique de la thèse (chapitre 3) concernera les modèles qui peuvent interpeller le modèle ACP. Il sera suivi d'un article synthétique sur l'ACP (chapitre 4) comme concept adapté à la prise en charge éducative du patient diabétique de type 2 avec ses limites à partir d'une revue de la littérature (soumis à publication). Nous aborderons ensuite l'étude qualitative phénoménologique exploratoire DEADIEM proprement dite (chapitre 5) que nous confronterons avec les modèles du cadrage théorique dans le cadre d'un travail de triangulation (chapitre 6). Ce travail a pu déboucher sur une proposition de modélisation de l'ACP comme système thérapeutique (chapitre 7). Nous discuterons enfin des résultats principaux, des points forts et des limites de cette étude ainsi que des perspectives de recherche qui peuvent s'en dégager (chapitre 8) avant de conclure cette thèse.

Chapitre 1 : Le diabète de type 2, interventions éducatives et adhérence thérapeutique

Le Diabète de Type 2 (DT2) est un problème majeur de santé publique en France avec une prévalence estimée autour de 4 % de la population (5).

Ce syndrome multifactoriel associe des facteurs génétiques de formes polygéniques (rarement mono géniques : 10% type MODY) à des facteurs environnementaux (excès pondéral, sédentarité) qui le favorisent et sur lesquels on peut agir.

1) Sur le plan physiologique, l'insuline intervient sur les 3 métabolismes :

- Glucidique par captation du glucose au niveau musculaire, synthèse du glycogène, meilleure utilisation du glucose par glycolyse et oxydation du glucose.
- Lipidique par inhibition de la lipolyse (diminution des Acides Gras Libres AGL) et stimulation de la lipogenèse à partir du glucose.
- Protéique par stimulation de la synthèse des protéines hépatiques et musculaires en réduisant leur catabolisme.

2) Sur le plan physiopathologique,.

Les altérations ne porteraient pas sur les gènes clés de l'action de l'insuline mais sur la régulation nutritionnelle de l'expression de ces gènes (6).

Une altération de la sensibilité à l'insuline des cellules des tissus adipeux, hépatiques et musculaires contribue à ce qu'on appelle l'insulinorésistance (7)(8). Au niveau du muscle, il y a une diminution de l'utilisation du glucose avec une diminution de la synthèse du glycogène et de l'oxydation du glucose. Au niveau de l'adipocyte, il y a une résistance à l'inhibition de la lipolyse qui, associée à l'importance de la masse adipeuse, entraîne une augmentation des AGL dans le sang. Ces AGL, captés par le muscle, entre en compétition avec l'oxydation du glucose (effet Randle). Les AGL stimulent la synthèse des triglycérides, alors que le glycérol issu de la lipolyse stimule la production de glucose d'origine hépatique.

L'obésité surtout abdominale est associée à un état inflammatoire avec production de cytokines adipokines libérées par le tissu adipeux alors que l'adiponectine est abaissée (protéine améliorant la sensibilité à l'insuline). Des perturbations du métabolisme du cortisol (antagoniste de l'insuline) interviendraient aussi dans l'insulinorésistance. Chez le patient diabétique, il existe une absence de compensation de l'insulinorésistance par le pancréas (alors qu'elle existe chez l'obèse non diabétique)

Une altération de la sécrétion d'insuline intervient aussi. L'insuline est secrétée à l'état basal de manière discontinue pulsatile avec des oscillations périodiques rapides (10-15 min) et plus lentes (60-120 min). Chez le diabétique, il y a diminution de la sécrétion oscillatoire rapide entraînant l'hyperglycémie postprandiale en particulier et surtout une altération du 1er pic d'insulino-sécrétion. On retrouve donc une altération à la fois quantitative et qualitative de la sécrétion d'insuline. Il y a enfin une détérioration des cellules bêta de Langerhans du pancréas par glucotoxicité liée à l'hyperglycémie chronique et lipotoxicité liée à l'élévation des triglycérides et AGL.

Par ailleurs, l'hyperglycémie chronique entraîne une glucotoxicité responsable de la micro angiopathie au niveau du rein, de la rétine et du nerf.

Le syndrome métabolique précède souvent le diabète de type 2. Il associe une dyslipidémie (avec baisse du HDL < 0.4 et une augmentation des triglycérides), une HTA, une intolérance au glucose (entre 1.1 et 1.25) et une obésité androïde (TT >102 chez l'homme et >88 cm chez la femme). Il favorise l'insulinorésistance.

3) Quelles conséquences en pratique sur le plan hygiéno-diététique ?

Agir sur le mode de vie en luttant contre la sédentarité et en proposant un équilibre diététique permet de diminuer l'insulinorésistance. L'activité physique facilite un captage de glucose non insulinodépendant par le muscle. La réduction des lipides consommés diminue le taux d'AGL favorisant ainsi une diminution rapide de l'insulinorésistance. Leur réduction prolongée concourt à la perte de poids qui diminue aussi l'insulinorésistance avec des résultats moins rapides. La consommation des légumes verts, fruits et légumineuses ralentit l'absorption des glucides et lipides atténuant la réaction hyperglycémique post prandiale.

Le traitement du diabète nécessite donc une prise en charge diététique et la promotion de l'activité physique qui impliquent le patient dans des changements de comportement et des acquisitions de compétences. A cette prise en charge hygiéno-diététique, s'associe le plus souvent la prise médicamenteuse. La prise en charge thérapeutique du patient diabétique va donc faire intervenir la globalité de la fonction soignante du médecin (Cure, Care et Heal) pour empêcher l'apparition des complications et sa conséquence, une dégradation de la qualité de vie (9).

4) Les interventions éducatives sont elles efficaces ?

Plusieurs études ont montré l'intérêt d'intervention dans le domaine hygiéno-diététique plus ou moins associé à des médicaments dans la prévention du DT2 (10)(11). Ces interventions semblent au moins aussi efficaces que les interventions pharmacologiques. Dans une méta analyse de 13 ECR, la modification du mode de vie a abouti à une réduction de l'incidence du diabète d'environ 50 % (12). Des conseils personnalisés(diététique et activité physique) permettent une prévention de la survenue d'un diabète de type 2 chez des sujets ayant une intolérance au glucose (13). Des résultats similaires ont été obtenus chez des patients en surcharge pondérale, ayant une hyperglycémie modérée à jeun. La modification du mode de vie ou l'utilisation de la metformine associée à des conseils d'hygiène de vie classiques sont plus efficaces que de simples conseils classiques isolés dans la prévention ou l'apparition du diabète de type 2 (14).

Une revue de littérature récente (15) a montré une efficacité des interventions éducatives sur l'amélioration de l'HbA1c (et ce d'autant plus qu'il existe un déséquilibre glycémique important). L'amplitude de l'effet de réduction de l'Hba1c varie de 0,3 % à 1 %. La revue constate l'efficacité des interventions éducatives sur l'acquisition de connaissances, la compréhension de la maladie, et la qualité de vie au moins à court terme. Des Essais Cliniques Randomisés (ECR) récents suggèrent une efficacité des interventions éducatives ciblées sur l'activité physique et la diététique. Les modèles les plus efficaces reposent sur la participation du patient («empowerment») et le travail d'apprentissage en groupe. L'éducation doit se baser sur une relation collaborative pour en accroitre l'efficacité. Les interventions effectuées pendant une longue période et des renforcements réguliers sont plus efficaces que des interventions ponctuelles. Le travail en équipe semble plus efficace. Il ne semble pas y avoir de différences entre professionnels s'ils sont formés pour cela.

Les médicaments sont un peu plus efficace sur l'Hba1c que les interventions éducatives (entre 0.5 et 1.5 %) (16). Mais on peut penser que le rapport bénéfice / risque reste en faveur des interventions éducatives par rapport aux médicaments qui ne sont pas dénués d'effets secondaires indésirables. On peut cependant noter que des effets indésirables potentiels comme l'anxiété ou la dépression par exemple ne sont jamais évalués de manière formelle dans les ECR qui évaluent les interventions éducatives. Le manque d'ECR ne permet pas de conclure à l'efficacité des interventions éducatives sur des critères de jugement clinique de morbi-mortalité en soins primaires. Le seul ECR qui pouvait avoir la puissance nécessaire avec un suivi de plus de 5000 patients DT2 pendant 9 ans n'a pas montré l'efficacité d'une intervention sur le style de vie sur des critères de morbi-mortalité(17). Il en est de même des médicaments du diabète de type 2 qui n'ont pas fait la preuve de leur efficacité sur des critères de morbi-mortalité comme pour le metformine (18).

5) Une adhérence problématique

L'adhérence du patient diabétique au projet thérapeutique laisse à désirer surtout dans sa dimension hygiéno-diététique qui demande des changements de comportement de la part du patient(19).

Dans une étude transversale sur les difficultés d'adhérence des patients diabétique de type 2 au traitement (20), 39 médecins généralistes (MG) ont inclus 521 patients de type 2 en région Lyonnaise et Grenobloise.17 % des patients avaient des difficultés d'adhérence médicamenteuse, 42 % des difficultés d'adhérence activité physique et 62 % des difficultés d'adhérence diététique. En cumulant ces 3 types de difficultés d'adhérence, 29 % des patients déclaraient ne pas avoir de difficultés d'adhérence, 31 % présentaient des difficultés d'adhérence occasionnellement pour au moins un type de difficultés d'adhérence et 41 %, des difficultés d'adhérence fréquentes pour au moins un type de difficultés d'adhérence. Il y avait concordance entre les difficultés d'adhérence exprimées par le patient et la perception qu'en avait le médecin dans 70 % des cas. En analyse multi variée (modèle de régression logistique), 6 critères étaient associés de manière significative à des difficultés d'adhérence : patients diabétiques de type 2 plus jeunes, isolés, dépressifs, ayant un vécu de contrainte dans la prise de médicaments avec un déséquilibre glycémique (repéré par l'HbA1C) et une obésité.

Les causes des difficultés d'adhérence au traitement sont multifactorielles. On retrouve des raisons liées à la perspective du patient vis-à-vis du traitement (vécu, croyances, priorités…), à la façon de prescrire du médecin, à la qualité de la relation-communication médecin patient mais aussi à des facteurs sociaux externes (21). On est passé de la notion d'observance-compliance à connotation de soumission-obéissance dans le cadre d'une relation paternaliste à la notion d'adhérence et de concordance qui implique plus le patient dans une décision partagée avec le médecin. Un nouveau concept émerge actuellement à la suite de recherches qualitatives qui explorent les perspectives des patients et leur intention à adhérer au traitement (ou pas) et des recherches quantitatives qui quantifient les facteurs externes responsables des difficultés d'adhérence. Ce concept insiste sur le rôle du professionnel comme soutien à l'adhérence du patient par un choix informé après avoir exploré sa perspective sur son intention ou pas d'adhérer (« informed choice and supportive adherence ») (22).

L'amélioration de l'adhérence au traitement pour prévenir des complications redoutables peut passer par une démarche éducative d'ACP. La loi HPST (Art. L. 4130-1 du code de la santé publique) a reconnu le rôle du généraliste dans l'éducation pour la santé (23). Mais l'éducation thérapeutique nécessite des acquisitions de compétences aussi bien du côté patient que du côté médecin. Le patient doit développer son expertise d'être acteur de sa propre santé et le médecin son expertise à aider le patient dans ce sens en améliorant ses compétences.

Chapitre 2 : Compétence Approche Centrée Patient

L'ACP fait partie des compétences reconnues des médecins généralistes en Europe(24). A la suite d'un long processus qui a démarré en 1974 à Leeuwenhorst, lors de la « Second European Conference on the Teaching of General Practice", la WONCA Europe a défini les caractéristiques de la discipline médecine générale - médecine de famille en 2002. Parmi celles-ci, on retrouve la capacité à « développer une approche centrée sur la personne dans ses dimensions individuelle, familiale, et communautaire ». Ce concept ACP est cependant assez mal connu de la plupart des médecins généralistes dans une logique d'approche par compétence qui est une notion relativement récente en France.

A la suite du travail de la mission « Evaluation des compétences professionnelles des métiers de la santé » au cours de laquelle a été élaboré un « référentiel métier et compétences » des médecins généralistes (25), le Collège National des Généralistes Enseignants (CNGE), collège académique de la discipline médecine générale, a développé une approche par compétence dans la formation initiale des futurs médecins généralistes. « Une compétence est un « savoir agir » modulable, adaptable, pour aborder une situation clinique ou professionnelle authentique et complexe » (26). Etre compétent, c'est mettre en œuvre une pratique professionnelle pertinente, performante, contextualisée en vue de résoudre une situation problème en mobilisant des ressources personnelles (savoir, savoir faire, savoir être) mais aussi des ressources externes qu'il faut combiner. Avoir des ressources est donc une condition nécessaire mais non suffisante pour être reconnu comme « compétent ». Le référentiel métier détaille les activités et tâches que doit effectuer le professionnel pour assurer un rôle et une fonction dont les buts sont définis par la société. En résumé, la compétence permet d'accomplir des taches pour remplir un rôle et une fonction soignante.

Le CNGE a placé la Relation- Communication- Approche centrée patient au sein d'un modèle dit de la « marguerite des compétences » comme compétence centrale et transversale avec 5 autres types de compétences. Deux autres pétales de la marguerite (la prise en charge globale, la gestion de la complexité, l'éducation, la prévention dépistage, santé individuelle et communautaire) font aussi partie du concept global de l'ACP (cf. schéma). Mais le contenu de ces compétences reste flou et sujet à discussion (27).

Figure 1 Marguerite des compétences en Médecine Générale

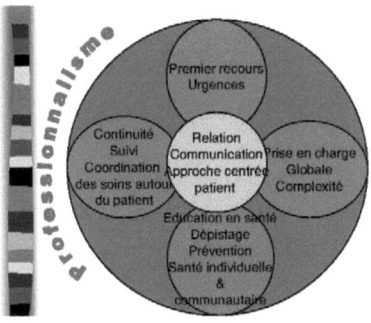

Pour développer et apprécier les compétences mises en œuvre, il faut confronter l'étudiant ou le professionnel à des situations problèmes complexes et prototypiques. Le CNGE a décliné toutes ces compétences dans 16 situations cliniques illustrant au mieux la diversité de la pratique en médecine générale. La prise en charge du patient diabétique de type 2 fait partie de ces 16 situations cliniques complexes prototypiques qui permettent d'inférer la compétence d'un médecin généraliste si elles sont gérées de manière pertinente (25).

Chapitre 3 : Cadrage théorique de l'étude

L'approche phénoménologique de l'étude se justifie par l'objectif de comprendre comment fonctionne ce modèle ACP comme processus thérapeutique capable de faire changer des comportements de santé et donc d'améliorer des résultats cliniques en situation de « vraie vie » et d'expérience vécue. Nous avons besoin de connaître les différents concepts et modèles qui permettent de comprendre ces processus de changement de comportement et leur pertinence comme processus thérapeutique. Pour ce faire, nous interpellerons le modèle éducation thérapeutique, le modèle transthéorique de la motivation au changement, le modèle socio cognitiviste du sentiment d'efficacité personnelle, le modèle transactionnel d'ajustement (« coping ») de la psychologie de la santé et le modèle relationnel interactionniste de la sociologie compréhensive et psychologie sociale. Nous décrirons ensuite les bases conceptuelles de l'ACP et ses origines.

1. L'approche phénoménologique et anthropologique

A travers des symptômes, le médecin cherche des signes pour construire un diagnostic de maladie et apporter une réponse thérapeutique adaptée qui a été expérimentée au mieux par des ECR (To cure). Le malade de son coté vit ses symptômes comme une expérience de la maladie à travers les signes dont il cherche le sens. La démarche phénoménologique consiste à observer le sens immanent de l'expérience du sujet dans une attitude d'ouverture au présent concret en train de se faire et d'être vécu(28). L'expérience est une rencontre entre « nous » et « ce qui est », entre soi et le monde, qui est vécue comme une perception (Merleau-Ponty 1964). La phénoménologie concerne aussi bien le domaine de l'observation clinique des phénomènes observés que la compréhension empathique de l'expérience vécue par la personne et le sens qu'elle lui donne (29). Du côté des patients diabétiques, la perspective phénoménologique vise à comprendre ce qui « se cachent » derrière les comportements en santé : Quelle perspective la personne a-t-elle de « sa » maladie (au départ sans symptôme) et de « sa » prise en charge ? Comment la personne construit ses connaissances et ses compétences à partir de « sa » rencontre avec « son » diabète ? Comment développe t elle sa motivation à changer (ou pas) ses comportements ? comment s'adapte à « son » diabète et selon quelle finalité ? Du côté médecin, la perspective phénoménologique, au-delà de la perspective biomédicale, s'intéresse à la manière dont il perçoit et comprend la problématique du patient, sa relation et l'alliance thérapeutique qui se construit au fil du temps avec ses difficultés et ses limites à partir de son expérience vécue.

De manière convergente, l'anthropologie médicale est concernée par tout ce qui touche à l'expérience humaine et aux fondements de la culture, en particulier la souffrance humaine et les pratiques destinées à contrôler les désordres liés à la maladie. Elle porte une attention particulière sur ce qui touche aux significations de la maladie et son vécu, le « syndrome de l'expérience... ensemble de paroles, de vécus et de sentiments qui de façon spécifique vont de pair au sein d'une société » (30). L'idée que la biomédecine est le reflet direct et objectif de l'ordre naturel en dehors de la culture est fortement remise en cause par l'anthropologie et la sociologie en particulier dans sa dimension normative. Toute médecine mêle le rationnel à l'irrationnel, l'attention au corps physique mais aussi aux préoccupations morales touchant la maladie et la souffrance. Le travail de culture consiste à transformer la misère humaine en maladie et souffrance et à la contrer par « l'art de guérir ». L'anthropologie s'intéresse aux récits qui réorganisent l'expérience de la maladie et les pratiques sociales qui influent sur le comportement et le ressenti.

Le réel connaissable est un réel phénoménologique en activité et en interaction que chacun expérimente et se construit par la médiation de représentations symboliques qui jouent un rôle actif et interprétatif(31). Il n'y a pas d'opposition entre théorie (spéculative et scientifique) et pratique (utilitaire et technicienne). Après tout, Newton a bien conçu sa théorie de la gravitation en vivant l'expérience d'une pomme qui tombe...

2. Education thérapeutique

Selon l'OMS, « L'éducation thérapeutique du patient devrait permettre aux patients d'acquérir et de conserver les capacités et compétences qui les aide à vivre de manière optimale leur vie avec leur maladie. Il s'agit, par conséquent, d'un processus permanent, intégré dans les soins, et centré sur le patient » (32). On peut aussi la définir comme une rencontre singulière entre un professionnel qui a ses modèles, son référentiel et une personne qui a ses propres conceptions et perspectives dans une optique délibérative d'apprentissage (33). « L'éducation thérapeutique s'adresse à des personnes malades pour les aider à bien gérer leur maladie et leur traitement, prévenir les complications évitables et s'adapter à toute évolution de la maladie, afin qu'il soit autonome. Cette éducation doit contribuer à améliorer leur qualité de vie. Pour faciliter leur compréhension mutuelle, tant en matière de vécu de la maladie que de qualité de vie et de compliance thérapeutique, les échanges entre acteurs de soins et personnes malades sont des atouts incomparables » (34).

L'éducation pour la santé du patient vise une " culture de santé " en amont de la maladie qui s'intéresse aux comportements de santé et au mode de vie. Elle s'inscrit dans une démarche globale de promotion de la santé et intègre tous les niveaux de prévention (primaire, secondaire et tertiaire). L' éducation thérapeutique du patient (ETP) restreint le champ de l'éducation du patient au domaine de la thérapeutique, curative ou préventive. Elle fait partie intégrante de la fonction soignante (35). Mais ces deux types d'éducation ont un but commun : « acquérir des compétences pour entretenir et développer son capital santé » (36)
L'éducation thérapeutique de manière éclectique emprunte son mode de fonctionnement à beaucoup de modèles thérapeutiques. Mais dans le domaine de l'apprentissage des compétences, elle s'articule principalement autour de 2 modèles complémentaires (33) :

- Le modèle cognitivo-comportemental de l'apprentissage

L'approche cognitivo-comportementale favorise plutôt la transmission des savoirs et des savoir-faire par exposition avec des variantes d'adaptation en fonction des capacités cognitives du patient et de son contexte socioculturel. L'apprentissage par l'action cognitivo-comportementale prend en compte la façon dont la personne traite l'information, sa motivation, ses croyances, la gestion des émotions et des pensées automatiques, le renforcement positif des réussites, la répétition des comportements appris, le recours aux métacognitions et l'analyse que le patient fait de son problème. L'action se situe dans une alliance thérapeutique, une interaction langagière et le rôle médiateur du professionnel. L'apprentissage vise à modifier le « mauvais » comportement en vue d'adopter le « bon » comportement, de favoriser l'adhérence du patient à une approche biomédicale objective. Les savoirs acquis et compétences sont cumulatifs. Les savoirs complexes sont constitués de savoirs élémentaires. Les objectifs à atteindre sont progressifs. Il faut s'exercer et mettre en application pour maitriser.

- Le modèle constructiviste de l'apprentissage

L'approche constructiviste se centre sur la compétence de la personne à agir dans un environnement social et un contexte donné (savoir agir en situation complexe). La connaissance est considérée comme une construction mentale de l'apprenant en interaction avec son environnement dans le cadre de l'expérience vécue et une confrontation au réel. Les connaissances antérieures vont se transformer au contact de nouvelles informations, de la résolution de problème en situation et d'un questionnement de la personne dans une interaction théorie / pratique qui donne du sens à la situation, dans un contexte social et émotionnel donné. Le travail collaboratif facilite les apprentissages grâce aux interactions relationnelles (31). Le thérapeute se positionne, dans une relation d'aide en co-constructeur dans un objectif d'accompagnement de la personne dans ses choix en lui permettant de développer son propre « concept de soi » (estime de soi, confiance en soi, sentiment d'efficacité personnel SEP, sentiment d'autodétermination, d'autogestion) et de transfert de compétence pour être dans la maitrise de sa vie. L'autoévaluation des réussites et des erreurs stimule les apprentissages. La subjectivité n'est plus à combattre mais reconnue comme singularité et réalité incontournable avec son système de valeurs, ses représentations, ses habitudes de vie, ses projets de vie, ses désirs. Le patient devient décideur, acteur, auto-observant plus qu'observant, dans le cadre d'une auto-normativité négociée avec la normativité médicale en acceptant les limites du patient face à ses capacités d'autonomie (33).

Dans la culture anglo-saxonne, le terme de "counselling" accompagne souvent celui d'éducation thérapeutique (« therapeutic patient education »). Pour Whitlock (37), le terme de counselling est utilisé de manière large et peut s'entendre comme relation d'aide, démarche éducative, avec une dynamique interactive collaborative entre patient et médecin qui permet d'intervenir sur un changement de comportement actif du patient dans une optique thérapeutique ou préventive. Pour lui, la modélisation du changement de comportement tourne autour de 2 grands types de théories : des théories centrées sur la personne avec principalement le modèle Transthéorique de Prochaska (les étapes du changement et les processus cognitivo-comportementaux qui l'accompagnent) et des théories centrées sur un processus interactif entre une personne et son contexte social avec la théorie Social cognitive de Bandura et le rôle déterminant du sentiment d'efficacité personnelle SEP.

Mais d'autres modèles tentent d'expliquer le comportement et leur changement.

Dans le Health Belief Model (38), les changements de comportement dépendent des croyances que le patient perçoit de sa santé.

Pour changer de comportement, il faut :

- Ressentir de l'intérêt pour la santé
- Ressentir un processus morbide comme une maladie, se sentir à risque de maladie, croire dans le diagnostic d'un médecin (perception de vulnérabilité)
- Ressentir la gravité potentielle ou actuelle d'une maladie (perception de la gravité)
- Percevoir le bénéfice à agir contre la maladie / coût, l'implication, l'effort à faire pour agir contre une maladie, les obstacles ressentis (Perception bénéfice/ risque)
- Percevoir les stimuli et les déclencheurs internes ou externes permettant de mobiliser des dispositions psychologiques et de pousser à agir (les déclics, les signaux déclencheurs et clés d'action« cue to action »).

La théorie de l'action raisonnée (TAR) et du comportement planifié (TCP) de Ajzen (39) fait intervenir le rôle important des croyances de la personne dans l'intention d'adopter un comportement dans un contexte psycho-social. Les cognitions sociales fournissent des normes sociales qui se traduisent par des normes subjectives perçues qui interviennent dans l'intention de changer de comportement. Les croyances relatives aux conséquences des comportements et l'évaluation de ces conséquences aboutissent à des attitudes générales qui interviennent aussi dans l'intention de changement de comportement. Ajzen a complété le modèle précédent en intégrant le contrôle comportemental perçu dérivé du SEP de Bandura et que l'on retrouve aussi dans le modèle transactionnel : suis-je capable d'adopter et de contrôler ce comportement ? Est-ce que cela donne de bons résultats ? (attentes de résultats).

Nous avons choisi de nous appuyer sur le modèle transthéorique du changement et le SEP pour le cadrage théorique de la thèse.

3. Modèle Transthéorique du changement

L'objectif de l'éducation thérapeutique est de permettre des changements de comportement. Le modèle transthéorique(40) décrit un processus par étape dans le temps en fonction de l'évolution de la motivation pour le changement de comportement.

Ce modèle décrit 5 stades :

- Au stade pré-contemplatif, la personne n'a pas d'envie de changement dans un futur proche. Elle le manifeste par une indifférence, un évitement, du désintérêt, de l'inconscience, de la sous-information ou du découragement.
- Au stade contemplatif, elle a l'intention de changer avec reconnaissance d'un problème, conscience des risques liés au comportement. Mais les bénéfices du comportement l'emportent encore sur les coûts du changement. La balance décisionnelle entre coûts/ bénéfices, le pour / le contre peut produire une ambivalence, une divergence-dissonance cognitive qui maintient cette étape sur une plus ou moins longue période.
- Au stade préparation, elle élabore un plan d'action pour modifier le comportement avec mise en place d'un dispositif réel (comme par exemple la réduction du nombre de cigarettes dans l'arrêt tabac) et recherche d'aide.
- Au stade de l'action, elle met en application concrètement des dispositifs de changement par des processus comportementaux avec des modifications identitaires. C'est une des 5 étapes du changement de comportement alors que l'on peut l'identifier comme le changement lui-même.
- Au stade de maintien, il s'agit de poursuivre les efforts pour prolonger l'action, d'être vigilant pour éviter la rechute.

Mais ce processus peut être suivi d'une rechute qui nécessitera de réenclencher un nouveau processus de changement ce qui lui donne une dimension cyclique.

Selon Prochaska, ce processus global de changement est associé à six processus cognitivo-émotionnels (liés à l'expérience et aux caractéristiques de la personne : pensées, sentiments-émotions, vécu…) et à quatre processus comportementaux.

- Les 6 processus cognitivo-émotionnels expérientiels :

- La prise de conscience-sensibilisation au risque (« consciousness raising ») :

La personne ressent des déclics et des signaux pour agir (« cue to action ») après un travail d'observation, de confrontation à la réalité des faits, de compréhension du comportement problème et d'interprétation positive vis-à-vis du changement. L'objectif de l'intervention du professionnel est une sensibilisation cognitive au risque dans le cadre d'une démarche explicative personnalisée par entretien et des techniques de feed back.

- Le soulagement émotionnel (« dramatic relief ») :

Les expériences de comportement problème sont vécues négativement et ont besoin d'être soulagées. Leur expression fait pencher la balance décisionnelle du côté du changement quand les avantages du maintien deviennent moins intéressants que les coûts du changement. L'objectif de l'intervention du professionnel est de laisser parler les vécus émotionnels, valider les ressentis et encourager la réflexion.

- La réévaluation de l'environnement (« environmental reevaluation ») :

La prise de conscience des effets négatifs du comportement nocif sur l'environnement (entourage proche ou social) entraine une réévaluation de la balance décisionnelle dans le sens du bénéfice/coût de ne pas changer. L'objectif de l'intervention du professionnel est de favoriser la réflexion.

- La libération sociale (« social liberation ») :

La personne prend conscience que son comportement ne correspond pas aux normes sociales. Des ressources externes permettent à la personne de retrouver un pouvoir sur sa vie (« Empowerment ») et de faire pencher la balance décisionnelle dans le sens du changement. L'objectif de l'intervention du professionnel est de donner à la personne les moyens de réagir par des ressources externes.

- La réévaluation de soi (« self reevaluation ») :

La personne auto-évalue son comportement problématique actuel comme faisant partie de sa personnalité. Elle se rend compte en même temps qu'adopter un nouveau comportement valorisera son identité. L'objectif du professionnel est de travailler sur l'image de soi, la clarification des valeurs, la valorisation de la santé comme modèle, le renforcement des éléments positifs à attendre du changement en insistant sur les coûts à ne pas changer. Il faut aussi continuer à valider les sentiments et les difficultés perçus et à faire expliciter les dissonances cognitives et ambivalences. Ce processus permet de passer de la contemplation à la préparation du changement.

- La libération de soi (« self liberation ») :

S'engager à changer devient pour la personne un besoin, une croyance et une conviction en toute liberté tout en ayant conscience des difficultés. L'objectif du professionnel est de vérifier que la personne a la capacité et les outils pour changer, insister sur les bénéfices et encourager des initiatives concrètes et les décisions symboliques. Ce processus permet le passage du stade de préparation à action. On le retrouve aussi dans l'entretien motivationnel et le SEP.

- **Les 4 Processus comportementaux**

- La relation d'aide (« helping relationships ») :

Rechercher de l'aide, une alliance thérapeutique auprès de professionnels, un soutien auprès de l'entourage, s'ouvrir, avoir confiance en l'autre favorise le changement de comportement. L'objectif du professionnel est d'y répondre et d'aider à identifier les personnes aidantes de l'entourage.

- Le contre-conditionnement (« counter conditioning ») et la substitution :

La personne doit trouver des stratégies alternatives, des solutions de rechange au comportement problématique pour maintenir le changement. L'objectif du professionnel est de les proposer, de contrecarrer les sentiments de perte et valoriser les avantages apportés par le changement.

- L'autocontrôle (« stimulus control ») et le contrôle interpersonnel (« interpersonal system control ») :

La personne met en place des stratégies alternatives d'autocontrôle, d'évitement des situations à risque et de neutralisation de l'influence négative de certaines personnes dans des situations problématiques. L'objectif du professionnel est d'identifier les risques de rechute et d'influence de personnes associées au comportement à risque, de planifier le suivi, renforcer la motivation interne et réévaluer les obstacles persistants.

- Le renforcement du maintien et gestion des imprévus (reinforcement management, contingency management) :

La personne renforce son SEP, se sent valorisée et récompensée dans ses efforts, sait gérer les contingences et les imprévus pour maintenir ses changements. L'objectif est de renforcer le SEP en insistant sur les capacités à atteindre les objectifs fixés, valoriser les aspects positifs déjà acquis, favoriser plus un système de récompense que de punition et d'apprendre à s'adapter. Ce processus permet le maintien.

Ces 4 processus comportementaux permettent la réalisation des étapes « action et maintien »

Le professionnel devra reconnaître les stades du patient et le processus de changement du patient pour faciliter le bon processus au bon moment.

A ces dix processus, le MTT rajoute 2 variables dépendantes de chaque personne : le SEP et la balance décisionnelle. Prochaska a repris le modèle décisionnel de Janis pour en extraire cet élément clé qui décrit bien l'ambivalence que chaque être humain peut rencontrer dans des choix à faire entre le « pour et le contre » du changement (41)

Quel lien retrouve-t-on entre processus de changement et stades de changement ?

Prochaska a tenté de situer l'action des différents processus en fonction des stades du changement (cf. tableau 1)

Tableau 1 Les processus qui permettent la progression entre les stades de changement selon Prochaska (42)

Précontemplation	Contemplation	Préparation	Action	Maintien
Prise de conscience-sensibilisation				
Soulagement émotionnel				
Réévaluation de l'environnement				
		Réévaluation de Soi		
			Libération de Soi	
				Renforcement du maintien
				Relation d'aide
				Contre conditionnement
				Autocontrôle Contrôle Interpersonnel

Quelles sont les preuves « EBM » de la pertinence du MTT dans les processus de changement ?

Un ECR (43) a comparé 2 populations de DT1et DT2 (n : 1029). Un groupe de patients ayant bénéficié d'une intervention développée à partir du modèle transthéorique (MTT) a été comparé à un groupe recevant des soins usuels (SU). L'intervention visait l'utilisation de l'auto-surveillance glycémique, l'arrêt de tabac et l'équilibre diététique chez des patients au stade « pré action » selon le MTT pour ces 3 auto-soins . Les critères de jugement étaient les dispositions au changement, les capacités d'auto-soins, et l'amélioration du contrôle du diabète. Les dispositions au changement à un stade « action » dans les 3 domaines d'intervention étaient significativement supérieures dans le groupe MTT/SU. Le taux d'Hba1c était significativement diminué uniquement chez les participants qui étaient passés à l'action. Il n'ya pas eu de réduction de poids significative liée à l'intervention sur l'équilibre diététique sauf pour ceux qui bénéficiaient de l'intervention sur l'auto-surveillance associée.

Dans une revue de littérature faite par Prochaska (42) regroupant 12 études correspondants à 12 comportements de santé et une méta analyse de 48 comportements de santé, on a retrouvé une association entre balance décisionnelle et stade de changement : l'argumentation « contre » était statistiquement plus importante au stade de précontemplation et l'argumentation « pour » progressait au stade de contemplation.

Ce modèle transthéorique essaie de considérer les différentes caractéristiques de chaque thérapie de manière complémentaire. Les thérapies cognitives expérientielles ou psycho-analytiques sont plus adaptées aux stades pré-contemplatif et contemplatif alors que les thérapies existentielles et comportementales correspondent mieux aux stades préparation et action. L'ACP fournit ces 2 composantes cognitivo-émotionnelles et comportementales.

4. Sentiment d'efficacité personnelle

Mobiliser le patient pour le changement, c'est aussi comprendre et s'intéresser à son « concept de Soi », la représentation que la personne se fait d'elle même à travers la connaissance de soi, l'estime de soi, la confiance en soi et surtout le SEP qui semble être le déterminant essentiel du changement de comportement (44)(45).

Le SEP (terme synonyme : Self Efficacy, auto efficacité) est une « croyance de la personne en sa capacité à agir pour accomplir une performance et produire des résultats souhaités » (44). « Les gens agissent quand leurs croyances d'efficacité et leurs attentes de résultats les amènent à penser que l'effort semble en valoir la peine. Ils attendent des actions qu'elles produisent des résultats souhaités et croient qu'ils peuvent les accomplir ».Cette croyance en la maitrise d'un problème s'associe à la capacité d'auto - évaluer les conséquences (positives ou négatives) probables de ses actes (Attentes de résultats) et à la croyance relative au lieu de causalité, le lieu de contrôle (LC). Ce LC est une représentation qui fait dépendre l'origine d'un événement ou d'un problème (comme le diabète) soit de facteurs internes (LCI) sur lesquels la personne peut agir, soit de facteurs externes (LCE) comme la chance, le destin, le hasard(46). La croyance d'efficacité et de réussite est un meilleur prédicteur de l'accomplissement de la performance que le « Lieu de contrôle » (44).

Ce système de croyance sur soi exerce son contrôle et sa régulation en « feed back » sur les actions, processus cognitifs, les états émotionnels, les motivations et les états physiologiques. Quand on exerce un contrôle, on utilise des compétences cognitives, émotionnelles, comportementales, des connaissances procédurales et des processus d'adaptation pour obtenir une performance en vue d'un résultat.

Le SEP nécessite une évaluation de soi (self evaluation) et de ses capacités personnelles par rapport à la performance à accomplir. Cette auto-évaluation doit être pertinente et réaliste. Le SEP s'appuie sur d'autres capacités comme celles à effectuer des activités qui ont des aspects désagréables, ennuyeuses frustrantes (Sentiment d'efficacité autorégulatrice) ou le Sentiment optimiste d'efficacité personnelle.

Dans le MTT (47), le SEP est une variable importante qui explique le passage d'une étape à une autre dans le changement. Il existe un lien inversement proportionnel entre le sentiment de confiance que le patient a dans sa capacité à changer par rapport à la tentation du maintien du comportement à risque.

Les sources de SEP sont au nombre de 4 :

1. L'expérience vécue de succès dans la maitrise grâce à des efforts persévérants face à des obstacles est la première source de SEP. L'expérience permet une meilleure connaissance de soi ou image de soi par construction cognitive. Les croyances d'efficacité sont à la fois produits et constructeurs d'expériences. La personne a tendance à minimiser les expériences contraires aux croyances sur soi et à renforcer les expériences conformes aux croyances.

2. L'expérience vicariante modélisante est une deuxième source de SEP. Voir des personnes similaires à soi agir avec succès augmente les croyances d'efficacité (par exemple, dans des groupes de pairs). Les personnes recherchent des modèles qui transmettent des connaissances, des stratégies efficaces et des compétences à travers leurs expériences vécues.

3. La persuasion verbale est la troisième source de SEP. Les stimulations persuasives d'efficacité d'un éducateur (parent ou professionnel) sont positives si elles sont réalistes, adaptées, cohérentes et congruentes avec les capacités de la personne. Le feed back évaluatif soulignant les capacités et les progrès accomplis plus que des buts non atteints augmente le SEP. Mieux vaut un feed back positif portant sur 75 % de gains que négatif sur 25 % de déficiences. Les critiques dépréciatives entrainent une baisse de SEP, le doute, l'évitement du défi, la diminution de la motivation et le découragement. Les critiques constructives accroissent le SEP.

4. La capacité à relier symptômes physiologiques, ressentis et émotions fait aussi partie des sources de SEP. Les personnes peuvent prêter une attention particulière à des sensations corporelles « internes », se focaliser sur leurs sensations désagréables liées à l'anxiété (transpiration, hyperventilation, palpitations …) et les interpréter en termes de faiblesse, d'inefficacité, de handicap limitant. Par contre, les personnes qui ont un SEP + perçoivent moins leur tension physiologique et interprètent plus positivement leur activation physique.

Repérer des signes infra cliniques de déséquilibres glycémiques chez un diabétique et faire le lien avec un comportement permet de mieux apprendre. Repérer ses perceptions internes sensorielles permet de mieux contrôler ses besoins (48). L'éducation thérapeutique vise à percevoir des signes de son corps jusqu'alors inconnus pour en comprendre le sens (49).

Les états d'humeur ont un impact sur la cognition et l'évaluation de l'efficacité personnelle. Ils influencent l'attention, l'interprétation, la connaissance et la mémorisation des événements. L'humeur positive active des succès. Les épisodes d'humeur dépressive activent une image de soi d'incompétence et de non-valeur. La dépression abaisse les croyances d'efficacité qui affaiblit la motivation et produit une faible performance aggravant la dépression.

5. Modèle transactionnel (« coping »)

La psychologie de la santé apparue dans les années 80 aux Etats Unis, vise à étudier les facteurs psychosociaux qui jouent un rôle dans l'initiation et l'évolution des maladies. Elle tente de comprendre les processus biopsychosociaux qui expliquent cette influence. L'objectif est d'optimiser la prévention et la promotion des comportements de santé et la prise en charge des personnes malades (50). Elle s'est développée autour du modèle transactionnel et la conception cognitive du stress de Lazarus (1984). Cette conception vise à dépasser le modèle de stress de Selye comme simple réponse « physiopathologique » non spécifique à un stresseur. Elle décrit un processus médiateur transactionnel entre une personne et une situation problématique. « Le stress psychologique est une relation particulière entre une personne et son environnement qui est évaluée comme une mise à l'épreuve ou un débordement de ses propres ressources et qui met en danger son bien être » (51). Cette auto évaluation de la personne est phénoménologique. C'est un processus cognitif qui donne du sens à la situation stressante et façonne une réponse émotionnelle et comportementale. C'est à la fois une rencontre et une réaction.

- Dans un premier temps, la personne perçoit subjectivement la situation problème en fonction de sa personnalité (Stress perçu) (50). Celle ci peut représenter un facteur de vulnérabilité avec certains traits de personnalité et dispositions psychologiques qui ont été repérés comme pathogènes dans des études épidémiologiques, comme la personnalité de type A (impatient, agressif, compétitif, avec un désir de réussite et de reconnaissance sociale). On retrouve des dispositions psychologiques comme la pensée opératoire (pensée factuelle, coupée de la vie fantasmatique), l'alexithymie (incapacité à exprimer des émotions), le névrosisme (tendance à ressentir les émotions négativement, à amplifier des symptômes, à se préoccuper de sa santé et se sentir vulnérable) comme sources d'échec de la régulation émotionnelle et de manière générale l'affectivité négative et toute disposition psychologique à contenu émotionnel désagréable. A l'opposé, la personnalité comporte aussi des aspects protecteurs de Santé, « salutogènes », comme l'optimisme, l'internalité du lieu de contrôle, le sentiment de contrôle personnel et d'auto efficacité, la résilience ou en général l'affectivité positive qui est une tendance à s'engager dans de nombreuses situations avec enthousiasme, énergie, intérêt, plaisir, attention et à éprouver des sentiments agréables. Chacun va réagir vis-à-vis de situations stressantes en fonction de sa personnalité mais aussi de son environnement. Mais le stress perçu dépend aussi de facteurs situationnels contextuels comme l'imprévisibilité d'une catastrophe naturelle, l'imminence d'un événement stressant, l'incontrôlabilité d'une situation.

- Dans un second temps, la personne va évaluer et percevoir ses ressources internes en termes de capacités de contrôle de la situation « Que puis-je faire dans cette situation ? ». Le contrôle perçu est une croyance en la maitrise d'un problème ou d'un stresseur particulier (« je dispose des ressources personnelles pour affronter cette situation momentanée »). Il est différent du Lieu de Contrôle qui est une croyance généralisée durable comme disposition personnelle. La personne va aussi percevoir ses ressources externes en termes de soutien social « Qui peut m'aider ? ». Le soutien social est un concept des années 1970. Les études épidémiologiques ont montré que l'isolement social est un facteur de développement de pathologies somatiques et psychiques. Le soutien social perçu atténue le stress perçu et renforce le contrôle perçu. Les aspects salutogènes de la personnalité augmentent la probabilité de recevoir et percevoir un soutien social à la différence des caractéristiques pathogènes de la personnalité (anxiété, dépression, névrosisme, personnalité de type A). Nous avons vu précédemment que le soutien social fait aussi partie des processus comportementaux favorable au changement du MTT (« Helping relationships »).

- En dernier lieu, la personne va s'adapter, s'ajuster à la situation et faire face(« coping »). La stratégie d'ajustement-coping fait partie des mécanismes de défenses et d'adaptation issus de la biologie et de l'éthologie. L'adaptation est un concept large qui recouvre tous les modes de réactions répétitives et automatiques de l'organisme vivant (biologique et psychologique) qui interagissent avec les conditions changeantes de l'environnement. Le coping vise de manière plus spécifique des réactions cognitivo-comportementales conscientes changeantes permettant un ajustement flexible à des situations perçues comme menaçantes ou stressantes. Stress et coping sont liés en tant que processus transactionnel impliquant des actions réciproques interactives entre un sujet avec ses caractéristiques propres et son environnement avec des caractéristiques de situations spécifiques. La stratégie de coping vise à modifier l'attention, la signification subjective de l'événement ou les termes de la transaction personne-environnement par affrontement du problème.

On distingue 2 grandes stratégies de Coping (52):

. Un coping centré sur l'émotion (défensif passif).Il s'agit de tentative personnelle pour réguler les tensions émotionnelles induites par la situation. Carver a recensé 14 stratégies de ce type comme la minimisation de la menace, la réévaluation positive, l'auto-accusation, l'évitement-fuite, la recherche de soutien émotionnel pour obtenir sympathie et aide, l'expression des émotions, l'humour prise de distance, l'acceptation, le désengagement comportemental avec réduction des efforts et laisser-aller, la distraction des pensées par des activités dérivatives, le déni, la religion, les drogues.

. Un coping centré sur le problème (vigilant actif) avec 2 dimensions : la résolution de problème (recherche d'information, élaboration de plan d'actions) et l'affrontement de la situation (efforts et actions directs pour modifier le problème, observance)

Les 2 types de stratégies peuvent interagir si elles permettent à la personne de maitriser une situation stressante ou diminuer son impact. Chez le diabétique de type 2, la stratégie centrée sur le problème est associée à un meilleur contrôle métabolique (50). L'efficacité des stratégies de coping dépend de la situation. Si la situation est contrôlable, le coping centré sur le problème est plus efficace mais si la situation est incontrôlable, un coping émotionnel peut protéger. Le coping émotionnel peut aboutir à des comportements à risque par non perception de symptômes, délai pour consulter, abus de substances ou non observance alors que le coping centré sur le problème entraine une recherche active d'information, une attention aux symptômes, une adhésion au traitement et des comportements plus adaptés.

Le modèle intégratif de Bruchon-Schweitzer et Dantzer(1994)(50) se propose d'intégrer le modèle biopsychosocial, proposé par Engel (1980)(et retrouvé dans le modèle ACP) au modèle transactionnel, proposé par Lazarus et Folkman. Ce modèle longitudinal systémique d'approche globale inclut à la fois des antécédents socio-environnementaux, des événements de vie stressants et des données biopsychosociales qui vont faire l'objet d'un processus transactionnel.

Cette dynamique globale aboutit à des résultats-issues repérés par un état de santé physique sous forme de critères cliniques et para-cliniques objectifs ou de critères subjectifs sous forme de bien-être, qualité de vie et satisfaction.

Figure 2 Modèle de Bruchon et Dantzer

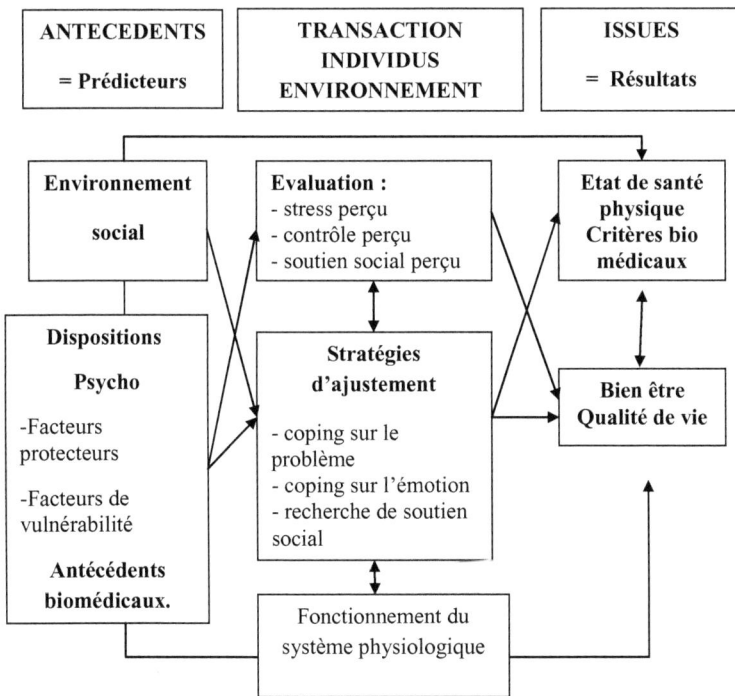

6. Interactionnisme symbolique et le "Soi"

Le concept de Soi a été développé dans le cadre de l'interactionnisme symbolique qui appartient à la sociologie compréhensive, phénoménologique et la psychologie sociale (53). Selon cette théorie, le « système social » n'est pas préexistant en tant que structure mais en constante construction par l'interaction entre les individus dans un échange de signification symbolique. L'individu est un acteur qui interagit dans une dialectique transactionnelle avec son environnement en construisant un univers de sens. Il partage cette trame de sens avec autrui qui rend l'interaction symbolique et permet une réciprocité des perspectives. A chaque instant, chacun se positionne par rapport à l'autre en ajustant et réévaluant ses propres perspectives et attitudes par rapport à celles de l'autre. Selon G Mead, le soi est « un lieu de contrôle, une instance de réflexion et réflexivité, de la délibération intime, de l'intelligence pratique... un foyer de sens qui régit le rapport au monde de l'individu ». Le « Moi » est le Soi-objet connu (ce que je connais de moi) qui représente l'ensemble des rôles intériorisés, des attitudes organisées en lien avec « l'Autrui généralisé » et le monde des conventions (l'équivalent du Sur moi » freudien). Le « Je » incarne le Soi sujet connaissant, éprouvant et agissant de manière concrète dans l'interaction (54). L'identité se construit entre le moi et le je. Chaque individu joue un rôle de « moi » social adapté à l'opinion que l'autre ou le groupe d'appartenance se fait de lui et qui a de la valeur pour lui. L'identité est vulnérable et peut être menacée par des événements de vie et de nouvelles situations critiques (par ex l'annonce d'une mauvaise nouvelle comme le diagnostic de diabète, l'hospitalisation lors d'une maladie, le deuil). Le regard des autres menace aussi l'identité par le risque de perte d'objets d'attachement. Dans chaque identité, il y a une part d'identique mais aussi de flexibilité avec une trame mouvante de représentations, valeur, de sens, de modèles, de rôles, d'affects qui construisent une histoire propre, un style personnel de présence au monde et à l'autre. Le sentiment de stabilité et de continuité provient de l'histoire de vie, en particulier sur le plan affectif pendant l'enfance qui structure en ligne de force ou de vulnérabilité la personnalité de chacun.

La « dramaturgie sociale » d'E Goffman peut rendre compte du cadre dans lequel s'inscrit la relation médecin patient. Selon lui, l'individu se compose en routine un personnage qui peut être plus ou moins sincère et il lui faut comprendre le personnage de l'autre (55). L'interaction s'exprime sous forme de rituels (manière de se vêtir, de s'adresser à l'autre, de toucher, de se regarder...) dont les formes et signes relèvent d'un ordre symbolique. L'acteur social (le patient) propose une « façade » symbolique pour élaborer son « personnage» sur la scène sociale (la consultation), une sorte de signature personnelle, une figure de style. Cette apparence a une valeur d'écran de projection où chacun peut interpréter à tort ou raison la sincérité ou le mensonge de l'autre. Le rôle, par son caractère normatif, contrôle la relation mais peut être remis en cause dans son application. Le respect de la face de l'autre et le souci de ménager la sienne fondent tout échange. Chacun fait de la « figuration » (« face work ») en travaillant sur le sens et l'apparence pour garder la face et préserver celle des autres. La « distance au rôle » est une distanciation qui permet de laisser apparaître la personne derrière le personnage (56).

De manière assez proche, la conscience de soi (self awareness self consciousness) est une attention que l'on porte à soi (57). Selon ce concept, chaque personne se fait une idée normative des attitudes ou des traits de personnalité que chacun doit adopter pour le bien vivre en société. La conscience de soi va entrainer une autoévaluation et un jugement de valeur entre ce que l'on connait de soi (le « moi ») et ces normes. Par comparaison, elle va provoquer un certain degré de divergence. Cette situation va entrainer des réactions émotionnelles positives (en cas de faible divergence et conformité à la norme idéale) ou négatives (en cas de forte divergence par rapport à la norme). Les émotions associées à l'attention sur soi activent un processus d'attribution qui donne une explication et vise à modifier des éléments de soi ou la norme (modèle attributionnel de Duval). Quand la divergence est forte entre le « moi » image de soi et la norme, l'estime de soi va diminuer. Si une expérience vécue entraine un ressenti émotionnel négatif dans une forte divergence entre le « moi » et la norme, la régulation du soi se fait en modifiant plutôt le ressenti. Si le conflit porte entre le « je » et le « moi » image de soi idéal renvoyant à une valeur morale norme personnelle, la régulation se fera par un changement de comportement (modèle de Gibbons). La norme devient comme un signal, une valeur qui sert de référence comportementale. Une prise de conscience de soi va provoquer une réduction ou un accroissement d'écart en fonction de la valeur que l'on accorde à la norme changement de comportement.

Par rapport à tous ces modèles, comment se situe l'ACP ?

7. Modèle Approche Centrée Patient

Selon les concepteurs du modèle ACP (1)(3), ce concept s'est développé à partir des travaux de M Balint (4) et C Rogers(58).

M Balint a mis en évidence un certain nombre de concepts autour de la relation thérapeutique du médecin généraliste qui peut se prescrire comme un médicament (« le remède médecin »)avec sa « pharmacologie » propre et le rôle central de l'écoute. Il a développé le concept de « maladie au stade inorganisé » :le patient fait une « offre » de symptômes qui ne rentrent pas d'emblée dans le cadre biomédicale de la maladie et restent « inorganisés ». Le médecin a tendance à « organiciser » en fonction de sa culture biomédicale avec le risque de « iatrogénicité » alors que la « maladie » du patient est « autogène ». Le « diagnostic approfondi » dépasse le simple diagnostic biomédical et intègre le patient dans son contexte et son vécu. La « confusion des langues » (entre langage patient et langage scientifique pas toujours compréhensible par le patient) et la « fonction apostolique » du médecin («Tout se passe comme si tout médecin possédait la connaissance révélée de ce que les patients sont en droit ou non d'espérer ») sont souvent problématiques. La« Compagnie d'investissement mutuel » entre le médecin et le patient permet d'accumuler un capital confiance et émotionnel qui s'accumule au fil du temps, de la continuité des soins et de la disponibilité du médecin.

C Rogers a été à l'origine de la psychologie humaniste avec la relation d'aide et de soutien («counseling») et l'approche centrée sur la personne. Selon lui, chaque organisme humain tend à développer et actualiser toutes ses potentialités de façon à favoriser sa conservation, la satisfaction de ses besoins, la valorisation de son « être-soi » dans un but d'autonomie et d'unité bio-psycho-social (la « tendance actualisante »). Pour lui, le « moi » correspond à l'idée, l'image, la perception globale (« gestalt ») que la personne se fait d'elle-même, de sa relation aux autres et à son milieu de vie à travers ses expériences vécues et en lien avec son système de valeur. L'expérience du « moi » s'exprime par une représentation- symbolisation et un sentiment qui lui donne sa signification. L'accord entre l'image du moi et l'expérience vécue donne un sentiment de congruence et d'authenticité. Chaque être humain possède de manière unique un cadre de référence interne représentant son monde subjectif. Tout ce qu'exprime une personne à ce sujet et sur son expérience mérite considération de manière inconditionnelle. La considération positive inconditionnelle est un besoin fondamental de tout être humain qui doit la ressentir comme telle. C'est la notion clé du « système rogérien » qui contribue au processus thérapeutique et au changement d'attitude de la personne. L'empathie vise à comprendre ce cadre de référence, son système de valeur, ses sentiments « comme si » on était cette personne sans oublier qu'il s'agit des expériences et perceptions de l'autre.

Le concept ACP comprend 6 composantes avec 6 objectifs pour le médecin (1):

- Explorer l'expérience de la maladie vécue par le patient « en tant que personne » et sa perspective.

Face à un problème de santé, deux perspectives se confrontent. La perspective bio médicale renvoie à la conception objective, physiopathologique, anatomo-clinique de la maladie : le recueil des symptômes conduit à un diagnostic et un traitement possible. La perspective profane du « patient comme personne » renvoie à son expérience vécue subjective de la maladie. En anglais, 2 termes les distinguent : « disease » et « illness ». La perspective du patient s'explore à travers son vécu, ses représentations, attentes, ce qui est important pour lui et a du sens.

- Comprendre la personne dans sa globalité biopsychosociale, sa dimension historique et son contexte.

La dimension biomédicale ne suffit pas à comprendre la maladie. Il faut comprendre la personnalité du patient (ses facteurs de vulnérabilité et facteurs protecteurs), son concept de soi (vision de soi, le niveau d'estime de soi, de confiance en soi, de sentiment d'efficacité personnelle …), ses capacités à faire face, à agir, ses résistances et ses défenses, ses besoins ses désirs, ses motivations. Cette approche psychologique doit être complétée par la connaissance contextuelle de son histoire de vie et l'influence des événements de vie de même que son contexte actuel socio-environnemental dans une approche globale biomédicale et psychosociale.

- S'entendre avec le patient, avoir une compréhension commune sur le problème, les solutions et le partage des décisions « Common ground ».

La compréhension commune entre patient et médecin permet d'atteindre un terrain d'entente « Common ground ». Cette dimension vise le partage du pouvoir et des responsabilités en réaction au modèle paternaliste de Parsons. Il rejoint le modèle de participation mutuelle d'adulte à adulte évoluant vers des notions de négociation, de « patient empowerment » de « concordance » et de décision médicale partagée (« Shared decision making »).

- Mettre en valeur la relation et l'alliance thérapeutique.

L'objectif est de développer une relation thérapeutique capable de favoriser la guérison du patient. Adopter des attitudes thérapeutiques contributives comme l'attitude empathique, respectueuse, l'écoute active de la perspective du patient permet la confiance nécessaire à une alliance thérapeutique.

- Valoriser la prévention et favoriser la promotion de la santé.

Cette dimension vise à valoriser le « Care ». La prévention des maladies passent par l'évitement des risques (prévention primaire) la réduction des risques (prévention secondaire) et des complications » (prévention tertiaire) grâce au dépistage. L'objectif est de faire de la Santé une valeur.

- Faire preuve de réalisme pour le médecin et tenir compte de ses limites.

Cette dernière composante intègre « le médecin en tant que personne ». Le modèle ACP renvoie à une rencontre entre 2 personnes qui s'influencent réciproquement dans le cadre relationnel. Cette dimension réaliste vise surtout la gestion du temps et la nécessité de se fixer des priorités et des objectifs partagés avec le patient. La dimension affective de la relation renvoie au concept de réflexivité qui permet d'apprendre à se connaitre en tant que personne, reconnaître la relation transférentielle, ses propres limites et par conséquent faire preuve de réalisme. En tant que personne, le médecin doit développer des capacités de flexibilité, d'adaptabilité et de disponibilité.

Le modèle ACP dans ses six composantes devrait fournir un cadre conceptuel adapté à une démarche éducative en médecine générale. Il semble bien adapté pour favoriser l'articulation des 3 dimensions de la fonction soignante telles que nous les avons définies. Mais nous avons besoin de le confronter et de l'enrichir des données de la littérature.

Chapitre 4 : Approche Centrée Patient : un concept adapté à la prise en charge éducative du patient présentant un diabète de type 2

L'objectif de cette synthèse était de décrire les 6 composantes de l'ACP à partir d'une revue de la littérature pour mieux comprendre sa dynamique interne comme ensemble de processus thérapeutiques.

1. Explorer la perspective du patient « en tant que personne » et écouter sa narration

La première dimension de l'ACP vise à comprendre le patient « en tant que personne » en explorant sa perspective profane. L'expérience vécue est au cœur de la dimension phénoménologique et anthropologique de la maladie qui est tout autant une construction sociale et culturelle qu'une réalité médicale. Il faut en comprendre le sens (30). La connaissance de la maladie se construit par apprentissage au sein d'une expérience vécue et de la représentation que le patient s'en fait. L'explorer permet de se faire une idée des facteurs facilitants ou des obstacles que le patient rencontre dans la prise en charge de son diabète et l'acquisition de compétences pour changer de comportement.

On peut explorer les croyances de santé comme dans le « Health Belief Model » (HBM) (38) ou les représentations étiologiques de la maladie (59). Se représenter le diabète comme d'origine fonctionnelle ou endogène liée à une consommation de « trop de sucre » et un « dérèglement d'une glande » est plus favorable au changement que de le percevoir comme d'origine exogène liée à un « microbe » ou de la « faute » à la société. De la même manière, un LCI est plus favorable au changement qu'un LCE (46).

Se préoccuper des attentes des patients fait partie intégrante de la perspective du patient dans l'ACP (1). Elles permettent de mieux le comprendre et de s'adapter à ses demandes et besoins. Permettre l'expression des préférences oriente d'emblée vers ses priorités, ce qui a de la valeur et de l'importance pour lui. Se centrer sur les préférences et les attentes du patient concerne surtout les patients vulnérables en raison de leur sensation de malaise ou de leur inquiétude et de leur situation socioéconomique (60).

Pourquoi « faire raconter » sa perspective au patient ?

La maladie est une « démolition du monde ». La narration du patient appelé « narrative based medecine » (NBM) va lier par l'imaginaire les événements vécus pour en créer une histoire, une trame de sens qui va s'opposer à cette démolition et reconstituer un nouveau monde (30). A travers la narration, les patients sont capables de mettre en mots, de s'écouter parler, de se représenter le problème, de réfléchir à leur expérience, ce qui permet de travailler sur le Soi comme en psychothérapie (61). La narration facilite l'engagement du patient dans l'ici et le maintenant. La constitution du sens se dégage de manière intersubjective dans l'interaction entre le médecin auditeur et le narrateur. L'auditeur doit être capable d'entrer par imagination dans le monde du narrateur et d'en comprendre la perspective et le point de vue (30). Par son écoute, le médecin manifeste de l'intérêt, une curiosité de médecin qui a besoin de comprendre le « puzzle » des bribes de vie de son patient qui au départ semblent ne pas avoir de sens. Encourager le patient à exprimer et raconter son histoire a un rôle thérapeutique et contribue à l'alliance thérapeutique (61).

Au total, aborder la perspective du patient, c'est comprendre son Vécu, ses Représentations, ses Attentes, ce qui est Important pour lui, ce qui est « VRAI » chez lui et qu'il signifie par sa narration. L'exploration du Vécu ouvre sur le monde émotionnel du patient. L'exploration de ses Représentations ouvre sur ses cognitions. L'exploration de ses Attentes ouvre sur ses besoins. Ce qui est Important ouvre sur son système de valeur et ce qui a du sens pour lui. Dans une perspective phénoménologique, l'acronyme VRAI peut représenter une ouverture structurée sur l'expérience du patient et une porte d'entrée pour faire travailler le patient sur le « Soi ».

2. Comprendre la personne dans sa globalité biopsychosociale, historique et son contexte

2.1 Réfléchir sur Soi

Mobiliser le patient pour le changement, c'est le faire réfléchir à son « concept de Soi » et le faire parler de la représentation qu'il se fait de lui-même à travers surtout le sentiment d'efficacité personnelle (SEP) (cf. chapitre 3).

Le SEP et la balance décisionnelle (41) ont été intégrés au sein des processus de changement du Modèle Transthéorique (MTT) qui associe 6 processus cognitivo-émotionnels liés à l'expérience vécue du patient (Prise de conscience, soulagement émotionnel, réévaluation de soi et de l'environnement, libération de soi, libération sociale) et 4 processus comportementaux (relation d'aide, l'autocontrôle, le contre conditionnement, le renforcement du maintien) qui accompagnent le changement (40) (cf. chapitre 3). Ces processus sont à repérer et à favoriser dans le cadre de la relation thérapeutique.

Comprendre la personne c'est aussi explorer ses résistances au changement. L'entretien motivationnel propose de faire émerger un « discours changement » en faisant exprimer la personne sur son ambivalence, sa balance décisionnelle entre « le pour et le contre » du changement, ses conflits entre attraction et évitement vis-à-vis du changement, la dissonance cognitive qui existe entre situation actuelle perçue et ses objectifs, ses souhaits ou ses désirs. « Rouler » avec les résistances et les blocages défensifs est préférable à une attitude de confrontation direct entre professionnel et patient (45).

Travailler sur les résistances liées à la non-acceptation de la maladie passe par l'écoute de ce qui est vécu comme perdu par le patient. L'objectif est de lui permettre d'accéder à la « capacité dépressive » normale de tout être humain à faire cicatriser les blessures, faire le deuil du passé, « consentir » à la réalité pour vivre autre chose et s'ouvrir à de nouvelles conceptions (62).

2.2 Approche globale biopsychosociale

En partageant son expérience subjective avec son médecin (communing), tout en communiquant des informations sur son état de santé, le patient va se comporter en collaborateur. L'observation (outerviewing) coté médecin et l'introspection (innerviewing) coté patient, vont faire l'objet d'un dialogue (interviewing). Le modèle biopsychosocial de Engel permet de globaliser la conception biomédicale des médecins, positiviste, matérialiste, scientifique, objective et la conception profane subjective du patient (63). La médecine scientifique est une pratique médicale qui doit être une « médecine de la personne en sa totalité » avec l'objectif de lui permettre de se comprendre, d'intégrer toutes les dimensions de la maladie et de la situation-problème. Elle permet de faire un diagnostic « en profondeur » qui élargit le simple diagnostic biomédical (64).

Comment le patient va-t-il s'adapter, s'ajuster et faire face à sa situation de diabétique ?

La confrontation du patient à son diabète va enclencher un processus transactionnel (Lazarus et Folkman 1984) qui le pousse à auto évaluer cette situation stressante, à tenter de la contrôler et d'obtenir de l'aide. Il va faire des efforts cognitivo-émotionnels pour s'adapter et ajuster son comportement. On peut repérer 2 types de stratégies d'adaptation et d'ajustement appelées stratégies de « coping » : un « coping » centré sur l'émotion, défensif, passif et un « coping » centré sur le problème, vigilant, actif (52) (cf. chapitre 3).

En intégrant le modèle biopsychosocial, proposé par Engel au modèle transactionnel de Lazarus et Folkman, on aboutit à une procédure « diagnostique » élargie et approfondie à visée explicative et prédictive (50). Elle s'évalue sous forme de résultats cliniques et para cliniques objectifs ou de critères subjectifs comme le bien être, la qualité de vie et la satisfaction.

Cette composante de l'ACP complète bien la composante anthropologique « perspective » du patient. L'association des 2 premières composantes de l'ACP donne cette dimension d'approche globale de la personne.

3. S'entendre, trouver un terrain d'entente-compréhension commun entre médecin et patient

Les sujets d'incompréhension sont nombreux entre patients et médecin. Britten en a recensé 14 dans la prescription médicamenteuse, le plus souvent lié à une impossibilité pour le patient d'exprimer ses perspectives (65). Ecouter les expériences vécues par le patient et trouver un terrain d'entente améliorent l'adhérence au traitement (66). Une meilleure compréhension par les médecins des représentations des patients sur le DT2 et des croyances en la possibilité de contrôle de la maladie est associé à une meilleure prise en charge du DT2 et adhérence au traitement (67). La perception « ACP » de la communication est corrélée de manière significative essentiellement avec la composante « compréhension commune » de la perception des patients (68).

Une compréhension commune du problème et des buts du traitement (« common ground ») s'apparente à la « compagnie d'investissement mutuel» définie par Balint (4). Pour se comprendre, il faut se rencontrer et créer une alliance thérapeutique entre médecin et patient. Du coté médecin, cette alliance s'envisage par l'écoute compréhensive des perspectives du patient dans sa dimension globale et contextuelle biopsychosociale. Cette dimension « compréhension commune » s'intègre tout à fait dans une dynamique de partage de pouvoir avec le patient et de décision médicale partagée. Celle-ci implique l'échange délibératif entre deux expertises : celle du patient expert « connaisseur de soi » qui peut exprimer ses perspectives et celle du médecin qui, par ses compétences biomédicales et relationnelles est capable d'écouter, d'informer au mieux, de s'impliquer par ses conseils et d'accompagner les choix décisionnels dans un climat de confiance (69). Cette compréhension commune vise un processus à la fois interactif et personnel de « patient empowerment » qui « donne les pleins pouvoirs » au patient s'il le souhaite(70) et une dynamique de « concordance » et d'adhérence plus que d'observance (71).Une revue de littérature (72) a comparé 2 démarches, la prise en compte de la perspective du patient par le professionnel de santé (« patient perspective » PP) versus une démarche d'autogestion active « empowerment » du patient (« patient activation » PA). Les résultats cliniques ont été améliorés plutôt dans le groupe PA que le groupe PP alors que l'amélioration de l'adhérence était similaire.

Une autre revue systématique de la littérature (73)a montré que les interventions sur l'interaction médecin patient les plus efficaces pour améliorer des critères cliniques et de qualité de vie visaient la participation active du patient (« patient activation ») au même titre que délivrer des informations et porter attention aux émotions.

2 ECR issus de ces 2 revues de littérature illustrent ces 2 types de démarches. Dans l'étude de Kaplan (74), l'intervention était axée principalement sur l' « empowerment » de type PA et le développement des capacités des patients à poser plus de questions, à mieux exprimer leurs émotions et à négocier avec les professionnels de santé donc à être acteur de santé. L'intervention a amélioré la communication des patients : ceux-ci posaient davantage de questions, prenaient plus la parole, obtenaient plus d'informations, exprimaient davantage d'émotions (positives ou négatives). Leur satisfaction et leur connaissance de la maladie étaient améliorées. Elle a permis une amélioration subjective de l'état de santé et du statut

fonctionnel (moins de limitations physiques, moins de jours d'arrêt de travail...) et ceci de manière significative ($p < 0,05$). Cette amélioration était moins importante quand les médecins contrôlaient les consultations en donnant davantage de directives et en interrompant le patient. De la même manière, l'expression des émotions par les médecins avait une influence significative. Cette intervention a également permis d'obtenir une diminution significative de la pression artérielle diastolique et de l'HbA1C. L'étude de Kinmonth (75) a comparé 2 groupes d'équipes soignantes MG et infirmières : un groupe intervention « formé à l'ACP » et un groupe « soins habituels ». Les résultats de cette première ECR sur l'ACP faite en soins primaires ont confirmé l'intérêt de l'ACP sur la communication, la satisfaction et le bien être psychosocial perçu par le patient. Mais les résultats cliniques n'ont pas été améliorés en particulier sur l'IMC et la TA. La différence de variation de l'HbA1C en faveur du groupe ACP était non significative d'un point de vue statistique et peut-être due à la faible puissance de l'étude en termes d'effectif. Les MG et infirmiers du groupe ACP ont été plus formés sur le versant « écoute active » des perspectives du patient PP que sur le versant « coaching » PA. La formation des professionnels se faisait sur une courte durée et restait très rudimentaire(une demi-journée de formation pour les MG). Par ailleurs, dans l'étude de Kaplan, même si la dominante de l'intervention était PA, il existait une prise en compte de la perspective du patient sur un mode délibératif.

On peut en conclure que l'implication du patient (PA) est indispensable pour modifier des comportements et qu'il ne suffit pas d'écouter (PP). Mais il semble artificiel d'opposer ces 2 démarches qui sont complémentaires et intégrées dans une démarche ACP.

4. Mettre en valeur la relation et l'alliance thérapeutique

Etablir une relation et créer une alliance thérapeutique représente le principal facteur curatif commun à toute psychothérapie. Par sa compétence relationnelle et communicationnelle, le médecin aide le patient à travailler sur le « Soi » (76).

4.1 La relation- rencontre interactionniste symbolique

L'ACP se rapproche du concept de soins centrés sur la relation médecin - patient («Relationship centred care » RCC) qui intègre les concepts de partenariat médecin patient, d'attention au processus relationnel, de décision partagée et de conscience-connaissance de soi («self») dans une approche constructiviste et interactionniste (77).Selon l'interactionnisme symbolique, le « système social » est en constante construction par l'interaction entre les individus dans un échange de signification symbolique (53). Selon Mead GH, le Soi est un lieu de contrôle, une instance de réflexion et de réflexivité, un foyer de sens qui régit le rapport au monde de l'individu. L'identité se construit entre le moi, l'aspect connu du Soi, le concept du Soi qui a intériorisé le rôle de « l'Autrui généralisé » (l'équivalent du Sur Moi freudien) et le Je, l'aspect connaissant, agissant et créatif du Soi. Chaque individu joue un rôle de « Moi » social adapté à l'opinion que l'autre ou le groupe d'appartenance se fait de lui et qui a de la valeur pour lui.

La « dramaturgie sociale » d'E. Goffman (56) peut rendre compte du cadre dans lequel s'inscrit la relation médecin patient. Selon lui, la personne se compose un « personnage » qui va jouer son rôle et devra comprendre le «rôle-personnage » de l'autre. L'interaction s'exprime sous forme de rituels (manière de se vêtir, de s'adresser à l'autre, de toucher, de se regarder…) dont les formes et signes relèvent d'un ordre symbolique.

L'acteur social (le patient) propose une « façade » symbolique pour élaborer son «personnage » sur la scène sociale (la consultation). Le « Moi » du patient diabétique sait qu'en tant que patient, « il doit faire son régime » et que son médecin attend cela de lui. Le « Je » du patient fait ou ne fait pas ce que lui recommande son médecin et devient « M. Observant » ou « M. non Observant ». En contre point, le médecin peut jouer « Dr Régime …Ya qu'à… Faut que » ou « Dr Ecoute Empathique ». A chaque instant, dans l'interaction, chacun se positionne par rapport à l'autre à la fois en tant que personne mais aussi « personnage-façade symbolique » en s'ajustant et réévaluant ses propres perspectives et attitudes par rapport à celles de l'autre. Réfléchir au « rôle-personnage-façade symbolique » que chacun joue dans l'interaction permet de repérer ce qui peut être facilitateur ou obstacle à la relation et au changement.

Une étude observationnelle sur la communication médecin-patient a remarqué que les médecins étaient plus « centrés patient » si le patient était perçu comme bon communicant, satisfait de la consultation et adhérent au traitement. Les patients qui exprimaient plus d'émotion, qui s'impliquaient et étaient moins contestataires, étaient aussi mieux perçus et suscitaient plus de communication « centrée patient » (78).

4.2 Compétence professionnelle communication-relation et attitudes thérapeutiques

La démarche éducative se rapproche de la psychothérapie si on prend la définition suivante : « Il y a psychothérapie chaque fois que sont utilisés à des fins thérapeutiques les mouvements affectifs mis en jeu à l'intérieur de l'esprit du malade et à l'occasion de ses relations avec le thérapeute » (76). Le cœur commun à toute psychothérapie repose sur une relation basée sur une écoute active, empathique, l'implication du médecin et une compréhension commune (79).

Pour C Rogers (58), l'attitude du thérapeute est fondamentale dans le processus thérapeutique qui s'établit lors de la rencontre avec le patient. Il doit être en accord interne authentique (congruence), éprouver une considération positive inconditionnelle et comprendre de manière empathique le cadre de référence de la personne. L'écoute empathique de la perspective du patient, intégrée à une approche globale biopsychosociale et une compréhension commune médecin-patient de la situation-problème-maladie contribue à l'effet thérapeutique.

La compétence professionnelle ACP nécessite des capacités communicationnelles qui permettent d'enrichir et faire fructifier la relation. La communication et la relation sont réciproquement la source et le résultat de l'autre. On communique pour échanger et établir une relation.

L'écoute active fait partie des stratégies de communication de base. Pour écouter, savoir se taire en respectant le silence est une habilité importante du médecin qui encourage le patient si elle s'accompagne d'une attitude non verbale adéquate et d'un regard centré, ouvert et attentionné sur le patient. Poser des questions ouvertes permet de faire réfléchir, évite la suggestion et ouvre sur la perspective de l'autre.

Dans l'entretien motivationnel, le professionnel est à l'écoute de l'ambivalence (le pour et le contre) et du « discours changement » qui s'exprime à travers 6 catégories de paroles : désirs, capacités, raisons, besoins qui entrainent le besoin d'engagement et de faire les «premiers pas » vers le changement (80) .

La technique d'entretien des sept R complète et renforce cette écoute active (81)(cf. tableau 2).

Tableau 2 : La technique des 7 R

1. Reformuler consiste à reprendre mot pour mot ce qui vient d'être dit comme un reflet simple de la pensée de l'autre. On peut aussi mettre l'accent sur l'ambivalence, les dissonances, l'expression émotionnelle et lui donner un reflet interprétatif. La reformulation permet de s'assurer d'avoir bien compris, d'en rechercher la validation. Elle signifie à l'autre la qualité de l'écoute.
2. Recontextualiser permet de recentrer sur la situation-problème-maladie et son contexte.
3. Recadrer peut se comprendre comme faire respecter le cadre de l'entretien (où, qui, quoi, comment)et recentrer pour éviter de partir dans le hors sujet. Il permet de gagner du temps et de favoriser la qualité et l'efficacité de l'entretien (proche de la recontextualisation). Mais c'est aussi proposer un nouvel éclairage, un nouveau cadre de référence, point de vue « grand angle » et favoriser une « méta-communication ».
4. Résumer, c'est faire la synthèse de ce qui s'est dit et reprendre les points de malentendus. C'est aussi faire résumer son interlocuteur pour vérifier sa compréhension de l'entretien.
5. Renforcer positivement permet d'encourager tous les comportements que l'on souhaite voir se développer, favoriser l'alliance thérapeutique et développer une relation de confiance.
6. Rouler avec la résistance (cf. entretien motivationnel).
7. Réintégrer les propos du patient dans sa propre histoire.

A la suite de cette écoute active empathique de la perspective du patient dans une approche globale biopsychosociale en vue d'une compréhension commune de la situation-problème-maladie, les capacités à informer et conseiller du médecin ont toute leur place. Les capacités du médecin à expliquer et conseiller font partie des attentes des patients (82).

L'information doit être « loyale, claire, appropriée, compréhensible et validée » sur les Données Actuelles de la Science (DAS) (83).

Le contenu de cette information doit répondre à 4 types de questions :

- ce que vous avez (explication sur la maladie et son évolution),
- ce qu'on va faire (soins, examens, interventions, prévention),
- pourquoi on va le faire et ce qu'on attend comme résultats (objectifs, utilité, bénéfices),
- et ce qui peut arriver (conséquences, inconvénients, risques).

On peut proposer une fiche explicative (aide mémoire) comme suit.

Tableau 3 Exemple de fiche explicative

Qu'est-ce que le Diabète ?
Le glucose est nécessaire au fonctionnement du cerveau et du muscle. C'est une sorte de « carburant » essentiel pour le corps humain. Le taux normal de sucre dans le sang (glycémie) se situe entre 0.8et 1.1 g/l Le diabète se définit comme une augmentation de la glycémie supérieure à 1.26 g/l à jeun le matin. Il y a 2 types de diabète. Le type 1 plus rare, concerne surtout l'enfant et l'adulte jeune. Il est dû à un arrêt de la fabrication d'insuline dans le pancréas. Le type 2 concerne l'adulte le plus souvent au-delà de 40 ans mais il n'est pas rare de l'observer chez des sujets plus jeunes voire des adolescents notamment dans des contextes d'obésité, alors qu'on observe aussi des type 1 à des âges plus avancés. Cette maladie chronique comprend une composante héréditaire associée à une surcharge pondérale due à une alimentation trop riche et une absence d'activité physique.
L'insuline est une hormone qui fait baisser le taux de sucre dans le sang : le sucre sanguin provient des aliments et l'insuline en ouvrant les « portes » du muscle, permet son utilisation « comme carburant ». Il en résulte une baisse du taux sanguin. Dans le diabète de type 2, cette hormone est qualitativement moins efficace et le pancréas fonctionne moins bien. De plus son action est limitée par la surcharge de poids et de graisses en particulier au niveau de l'abdomen qui provoque une insulino-résistance. On peut la repérer par la mesure du tour de taille. Cette insulino-résistance peut être fortement diminuée par la réduction des graisses dans l'alimentation (et non pas uniquement des glucides) Avec le temps, le pancréas s'épuise et il y un manque d'insuline (insulinopénie)
Le diabète au début ne donne aucun symptôme apparent. Sur le long terme, l'augmentation de la glycémie va entraîner un rétrécissement, comme une sorte d' « encrassement », d' « entartrage » des petites artères au niveau du rein, des jambes, et des yeux pouvant donner des complications graves (insuffisance rénale, artérite, troubles de la vue avec rétinopathie) et des atteintes des nerfs sensitifs des pieds. Elle favorise aussi les maladies cardiovasculaires.

Ce qu'on va faire et pourquoi on va le faire
Le premier objectif est d'empêcher l'augmentation de la glycémie de 3 manières :
- Obtenir un équilibre alimentaire par une diététique adaptée. La mesure prioritaire porte sur la réduction de la consommation de graisses. Elle donne une amélioration des glycémies immédiate par amélioration de l'insulino-résistance et limitation de l'épuisement du pancréas. La perte de poids demandera un peu plus de temps mais contribuera aussi à l'entretien de l'amélioration glycémique.
- Pratiquer une activité physique améliore beaucoup l'efficacité de l'insuline. Elle permet de « brûler » et mieux consommer graisses et sucres. Elle favorise l'entretien des muscles.
- Prendre des médicaments par voie orale ou de l'insuline pour suppléer en cas d'insulinopénie.

L'objectif de ce traitement est d'empêcher le plus possible l'apparition des complications du diabète d'où l'intérêt d'un suivi régulier sur le plan médical.
La surveillance se fait par l'examen médical en particulier le poids et le tour de taille. C'est aussi pour vous l'occasion de parler de votre vécu dans le suivi de ce traitement car les résultats dépendent beaucoup de votre implication dans l'équilibre diététique et l'activité physique. C'est vous qui êtes votre propre médicament « naturel » complément indispensable au traitement médicamenteux. Ce sera aussi l'occasion de parler des éventuels indésirables des médicaments.
Le taux de votre HbA1c est le reflet de l'équilibre de votre diabète sur les 3 derniers mois et s'évalue par prise de sang tous les 3 mois. Il doit être dans l'idéal inférieur ou égal à 7 %.

Ce qui peut arriver
La prise de médicaments peut parfois entraîner des effets indésirables comme des troubles digestifs avec ballonnements, diarrhée pour la metformine (qui s'améliorent pour une prise pendant le repas) On peut craindre des hypoglycémies pour les sulfamides et l'insuline ce qui nécessite une auto-surveillance glycémique par un prélèvement au bout des doigts grâce à un lecteur de glycémie.
Il faudra aussi surveiller régulièrement l'état de vos yeux par le fond d'œil chez un ophtalmologiste et contrôler les autres facteurs de risques cardiovasculaires pour adapter les traitements. Il faut éviter le plus possible que la tension artérielle dépasse 140/90, que le « mauvais » cholestérol LDL dépasse 1.3 g/l. Pour cela, on peut limiter la consommation de sel, prendre des médicaments pour faire baisser la tension ou le cholestérol si nécessaire.

Le conseil découle des DAS et des recommandations pour la pratique clinique (RPC) qui impliquent le médecin. Pour les conseils hygiéno-diététiques, nous pouvons nous appuyer sur les recommandations du Plan National Nutrition Santé (PNNS) tout à fait valables pour les patients diabétiques (84). Les stratégies de conseils sont efficaces dans les comportements préventifs en santé (85). S'intéresser et questionner sur l'hygiène de vie de tous les jours du patient permet de personnaliser et d'adapter les conseils (cf. tableau 4).

Tableau 4 : Exemple de Fiche Conseils hygiéno-diététiques

Les « 10 commandements » Conseils diététiques de base inspirés du PNNS (qui peuvent être intégré sur ordonnance pour prolonger les conseils personnalisés)

1. Réduire les apports en graisses (Objectif prioritaire) en limitant les graisses contenues dans les aliments (fromage, charcuterie, pâtisseries, viennoiseries, oléagineux, frites, chips, chocolat) et en limitant les matières grasses d'assaisonnement (beurre, crème, huiles, mayonnaise). Respecter le besoin minimum : 2 c à soupe d'huile par jour d'huile végétale (Mélanger olive-colza pour équilibrer les acides gras essentiels). Faire une cuisson sans graisses ou très peu.
2. Préférer viandes maigres et poissons (même gras riches en oméga 3),
3. Consommer des produits laitiers (lait demi-écrémé, yaourt, petit suisse, fromage blanc) en limitant les fromages secs riches en matière grasse.
4. Consommer les glucides en quantité suffisante à chaque repas sous forme de féculents et surtout légumes secs qui font très peu monter la glycémie (faible index glycémique).
5. Valoriser les légumes (en les mélangeant aux féculents) et les fruits (2 par jour).
6. Eviter les sucreries comme les bonbons, les sodas, les sucres « simples » de peu d'intérêt nutritionnel.
7. Préférer l'eau et éviter ou limiter l'alcool (1à 2 verres-ballons maxi par jour selon le sexe).
8. Réduire la consommation de sel en cas d'hypertension.
9. Faire au moins 3 repas (dont un petit déjeuner même succinct), éviter le grignotage, de sauter des repas ou de se resservir au cours du repas.
10. Bien mastiquer, prendre son temps pour ne plus sentir la faim... et continuer de se faire plaisir

Conseils activité physique
Bouger au quotidien avec la marche, le plus souvent possible (pour se rendre au travail, faire les courses, descendre une station de bus avant destination, utiliser les escaliers, promener le chien).
Si on aime, on peut faire du jardinage et bricolage ou des activités sportives (gymnastique, activités d'endurance comme le footing, le vélo nature ou d'appartement, la natation...).
L'idéal est de faire une activité physique au moins ½ h par jour ou 2 à 3 h par semaine.
Arrêter de fumer en cas de consommation de tabac.

L'efficacité thérapeutique des capacités relationnelles et communicationnelles a pu faire l'objet d'ECR sur des critères cliniques objectifs. Parmi les capacités efficaces, on retrouve les attitudes et capacités à être empathique, la prise en compte des attentes et des représentations du patient, conseiller, expliquer positivement, rassurer et encourager à des changements (86). Des ECR ont montré que des interventions cognitives et cognitivo-émotionnelles dans une interaction médecin patient sont susceptibles d'influer sur l'état de santé (87). Une étude transversale a corrélé positivement le taux d'Hba1c et LDL cholestérol avec le degrés d'empathie des MG évalué par un score avec une échelle validée (Jefferson Scale of Empathy ») (88).

Ces compétences relationnelles et communicationnelles ne sont pas en opposition avec des compétences « techniques » biomédicales. Dans une étude qualitative par focus group sur les attentes et perceptions de médecins et patients vis-à-vis de la qualité de la RMM, un consensus s'est fait aussi bien sur des critères de compétences communicationnelles et relationnelles (développer une relation personnalisée, empathique, basée sur l'écoute, répondant aux attentes de manière hiérarchisée, s'intéresser au quotidien, expliquer, négocier, cadrer la consultation, convaincre sans juger) que sur des critères de compétences biomédicales et techniques qui contribuent à la confiance (médecin expérimenté, réalisant un examen complet, faisant des diagnostic précis, sachant prescrire des examens complémentaires à bon escient ou demander un avis spécialisé avec un dossier médical bien tenu) (82).

4.3 Faire vivre une expérience relationnelle et porter attention aux émotions

Vivre des expériences cognitivo-émotionnelles significatives dans une interaction symbolique relationnelle riche crée une situation d'apprentissage sur soi efficace. Elle donne un SEP si elles sont positives et réussies. Cela fait partie des facteurs communs à tout processus psychothérapeutique (76).

Porter attention aux émotions et les mobiliser représente une source de SEP (44). Les émotions positives favorisent l'attention, la création d'attentes positives et la stimulation de la vigilance. Mobiliser les émotions pousse le patient à l'engagement sur des tâches à accomplir (76). Quand elles sont négatives, laisser parler les émotions, les faire émerger, les mettre en scène (« enacting ») permet de provoquer la catharsis, l'abréaction. Le soulagement émotionnel fait partie des processus de changement du MTT (40).

4.4 Travailler sur le Soi et la personnalité

La théorie du Soi cognitivo-expérientielle (SCE) est une théorie largement intégrative de la personnalité qui permet de comprendre ce qui se passe quand on travaille sur Soi dans le cadre d'une démarche éducative (89). Elle stipule que le processus de traitement de l'information passe par 2 systèmes interactifs : un « système expérientiel préconscient » (SE) lié au moteur des émotions et un « système conscient rationnel »(SR) qui doivent répondre de manière synergique aux besoins fondamentaux de chaque personne. Le système de l'expérience (SE) cognitivo-émotionnelle se construit par l'apprentissage issu de l'expérience. Il encode l'information à la fois en mémorisant des souvenirs d'événements vécus de manière émotionnellement intense mais aussi sous la forme de représentations plus abstraites avec tendance à la généralisation du stimulus, ainsi que sous la forme de prototypes, de métaphores et de récits. Il est utilisé pour faciliter l'affect positif et éviter l'affect négatif. A l'opposé, le système rationnel (SR) est un système d'inférence logique qui vise à comprendre, à raisonner et à mettre à distance les émotions. En pratique clinique psychothérapique ou éducative, faire appel à SR peut provoquer des changements dans SE comme correcteur. Le patient en relation avec son médecin pourra s'écouter et entendre ses 2 systèmes raisonner et résonner en lui. SR peut comprendre SE (et non l'inverse), les liens conflictuels entre le cœur et la raison, le discours rationnel et les comportements incontrôlables, irrationnels, répétitifs. S'écouter dans un climat de confiance empathique permet de diminuer les résistances et les défenses. Le SR permet de comprendre les croyances associées, les biais d'interprétation. Les associations d'idées, le recours aux métaphores, à l'imaginaire, aux représentations et la narration permettent de communiquer avec le SE. Le professionnel par son écoute active peut être un catalyseur médiateur permettant de travailler sur le soi et le faire évoluer dans le sens du changement dans une optique de réalisation de soi conforme aux besoins et valeurs de la personne plus que conforme à la norme médicale du « bon patient diabétique observant équilibré ». Le patient qui travaille sur Soi élabore sa propre norme de santé et présente ses choix de santé tout en découvrant la dureté et la fragilité des normes biologiques investies et consacrées par un ordre social (49).

4.5 Créer un environnement didactique et recadrer en position « méta »

La démarche éducative d'ACP doit se faire dans un environnement didactique car elle va créer une dissonance, une tension, provoquer une crise, un « conflit sociocognitif » qui va ébranler le noyau dur de la croyance (48). Cette dissonance va déconstruire l'ancienne conception pour faire place à de nouveaux apprentissages. Apprendre est donc un processus paradoxal et contradictoire puisqu'il faut à la fois faire avec et contre ses conceptions. Le thérapeute va jouer un rôle médiateur en prenant appui sur les conceptions de la personne au départ. L'objectif est de faire évoluer le cadre de référence et sortir d'un système de pensée par un changement « méta », une réflexion « *sur...* », qui va « *au delà...*», une compréhension du problème et de sa logique (90). Recadrer permet de modifier le contexte conceptuel et/ou émotionnel d'une situation, changer le point de vue pour le faire correspondre au mieux à une nouvelle réalité vécue. Pour modifier ses conceptions, le patient doit en percevoir lui-même le sens et le coté plus fonctionnel pour atteindre un nouvel équilibre « homéostatique » à travers sa nouvelle conception. Dans une logique systémique, ce changement de type 2 se distingue d'un changement de type 1 par transmission de savoir qui repose sur le « bon sens » du « toujours plus » d'informations ou de conseils du style « Y'a Qu'à...Faut que... ». Pour éviter les blocages défensifs, cet apprentissage doit s'accompagner d'un climat empathique et aborder les avantages et les inconvénients, les acquis positifs et les difficultés.

5. Valoriser la Promotion de la santé dans une optique de réalisation de « Soi »

Au-delà de la classique définition de la santé comme un état de bien-être physique, mental et social de l'après-guerre, l'OMS a défini en 1986 (91) la promotion de la santé comme « le processus qui consiste à permettre aux individus de mieux maîtriser les déterminants de la santé et d'améliorer ainsi leur santé » (« Health enhancement »). Cette 5ième composante de l'ACP passe par l'appropriation de la valeur santé en termes de qualité de vie et de bien être pour le patient et l'implication du médecin dans l'éducation thérapeutique comme processus d'apprentissage de la santé. Le diabète pousse à se recentrer sur ce qui est fondamental pour soi et à révéler toutes les potentialités de la personnalité (49). Apprendre sa santé, c'est permettre au patient de se réaliser au mieux en tant que personne. La réalisation de "Soi" devient l'objectif final de l'éducation thérapeutique. La réalisation de soi renvoie à la psychologie humaniste de Maslow (92). La motivation vise la réduction d'un besoin et d'une tension issue de la perception d'un manque qui crée un désir qui pousse au développement et à la réalisation de soi. Elle passe par des expériences paroxystiques émotionnelles et créatrices en quête de sa propre identité et de son autonomie que l'on retrouve dans l'expérience amoureuse, la création artistique ou la découverte scientifique mais aussi en psychothérapie et en situation éducative au moment de la prise de conscience qui est souvent douloureuse mais qui donne un prix et une valeur à la souffrance et donc à l'existence en soi. Elle a ce côté libérateur qu'on retrouve dans le processus de « libération de soi » du MTT (40). Dans son sens littéral éducation vient de « ex ducere » qui signifie faire sortir de Soi, développer, s'épanouir (93).Cette optique de réalisation de Soi se heurte parfois au modèle biomédical qui a tendance à développer des normes de santé issues de l'EBM qui peuvent être intériorisées comme objectifs thérapeutiques par les médecins. Ces normes peuvent mettre la pression sur les médecins pour remplir des objectifs chiffrés aux dépens d'objectifs personnalisés de réalisation de soi. Il n'y a pourtant aucun obstacle pour allier EBM avec une médecine personnalisée dans le cadre de la décision partagée délibérative (94).

6. Médecin « comme personne » réflexive, réaliste et éthique

Cette dernière dimension de l'ACP introduit concrètement le médecin comme « remède » et permet de questionner sa propre « pharmacologie » en tant personne dans son expérience vécue de la relation avec le patient, la perception de ses compétences avec leurs limites. Comment gère-t-il la relation transférentielle, comment s'adapte-t-il de manière réaliste à la gestion du temps et comment se positionne t-il sur le plan éthique ?

6.1 Pratique réflexive : entre raisonnement, résonance et reconnaissance des mécanismes transférentiels

Dans le cadre relationnel, le médecin doit apprendre à se connaitre (« self awareness ») en réfléchissant sur son expérience professionnelle. La réflexivité implique la prise en compte par le professionnel à la fois de données objectives qu'il faudra envisager sur le plan clinique et de sa propre expérience subjective qui résonne en lui (95). La « résonance » exprime l'idée que chaque professionnel doit reconnaître en lui ce qui, dans son expérience personnelle, lui permet de s'identifier à la situation du patient et de partager une compréhension commune sans s'identifier complètement au patient lui-même (empathie).

La relation thérapeutique réactualise par projection inconsciente des conflits, des pensées, des réactions émotionnelles et des comportements antérieurs. Le comprendre permet de supporter et tolérer les réactions émotionnelles du patient. La propre attitude « personnage-façade symbolique » du médecin peut réveiller des problématiques anciennes vécues par le patient.

Un médecin généraliste qui reconnaît ses propres limites valorise ses propres capacités à coordonner les ressources interdisciplinaires autour du patient et à s'impliquer dans un travail en réseau formel ou pas.

6.2 La gestion réaliste de l'ACP dans le temps et la continuité des soins

Les patients atteints de DT2 sont vus en consultation en moyenne 4 fois par an en médecine générale. Il faut donc de manière réaliste scinder cette démarche éducative et l'intégrer dans la continuité des soins et le suivi. Ainsi, certains des objectifs de l'ACP peuvent faire l'objet d'une consultation spécifique dans le cadre d'un menu déroulant que l'on peut utiliser à la carte en fonction des objectifs pour chaque consultation. Par exemple, on peut se focaliser uniquement sur l'objectif 1 ou 2 ou 3 ou 6.

Tableau 5 Menu déroulant-synthèse des objectifs de l'Approche Centrée Patient en éducation thérapeutique

1) Ecouter la perspective du patient (le **VRAI**) pour la comprendre et en dégager du sens • **V**écu (ouverture sur l'expérience vécue, l'histoire de vie passée, le contexte présent, les soucis, les préoccupations, le stress perçu, le monde émotionnel du patient) • **R**eprésentations (ouverture sur les cognitions, connaissances, croyances, idées, théories explicatives, opinions) • **A**ttentes (ouverture sur les besoins, désirs, demandes) • Ce qui est **I**mportant renvoie aux préférences, priorités, objectifs de vie et ouvre sur son système de valeur.
2) Faire parler le "**Soi**" en explorant, questionnant et repérant le système défensif, l'ambivalence (balance décisionnelle), les divergences-conflits-dissonances cognitives, les capacités d'adaptation, le niveau d'acceptation de la maladie, le sentiment d'efficacité personnel, les processus cognitivo-émotionnels expérientiels et comportementaux du changement, le niveau de motivation.
3) Intégrer la perspective du patient, la dimension psychologique du Soi, le contexte socio culturel et la démarche biomédicale dans une dynamique transactionnelle avec la situation-problème-maladie (procédure « diagnostique » élargie et approfondie d'approche globale).
4) Dégager de manière délibérative une compréhension commune de la situation-problème-maladie en vue de prendre des décisions adaptées.
5) Adopter des attitudes thérapeutiques et utiliser les outils de communication d'écoute active pour favoriser l'alliance thérapeutique et faire vivre une expérience relationnelle au cœur du processus thérapeutique.
6) Adapter de manière personnalisée informations et conseils avec fixation d'objectifs réalistes et évaluation.
7) Utiliser les capacités réflexives pour comprendre la relation thérapeutique qui se construit au fil du temps dans la continuité des soins et dans une interaction symbolique transférentielle (personnage-façade symbolique, modèle de rôle collaboratif partenarial délibératif).
8) Etre réaliste dans la gestion du temps et la reconnaissance des limites en faisant appel à des ressources externes et des compétences interdisciplinaires à travers un travail coordonné en réseau.

6.3 Position éthique du médecin et ACP

3 sortes de raisons justifient le coté moralement désirable de l'ACP (96).

On peut adopter un comportement et des techniques de communication comme un savoir-faire « ACP » qui permet d'agir avec des conséquences positives en terme d'amélioration de résultats cliniques et psychosociaux (68)(74) et de satisfaction des patients (60).

On peut aussi considérer les valeurs morales intrinsèques des dimensions de l'ACP dans une perspective déontologique. Le médecin ACP reconnait chaque patient comme une personne unique qui peut exprimer son problème de santé par une démarche narrative selon sa propre perspective, ses propres priorités, valeurs et le sens qu'il accorde à sa vie dans un contexte de globalité biopsychosociale. L'écoute active et compréhensive du médecin de la problématique du patient, son acceptation inconditionnelle et sa reconnaissance en tant que la personne unique font partie des valeurs éthiques fondamentales de dignité humaine défendues par Kant et reprises par M Balint et C Rogers. Le partage du pouvoir renvoie au principe éthique d'autonomie et d'empowerment du patient reconnu par la loi dans le cadre de l'obligation d'information du patient, du consentement éclairé et de la DMP. La relation thérapeutique a aussi une valeur en soi pour créer une alliance thérapeutique qui donne une responsabilité et un devoir moral dans son établissement au-delà de son efficacité thérapeutique. Toutes ces raisons déontologiques sont inscrites dans les lois et les réflexions éthiques actuelles.

Mais la dernière dimension du « médecin en tant que personne » valorise son côté humain face à un autre être humain dans une rencontre intersubjective essentielle. Elle rend nécessaire une capacité morale réflexive, d'auto évaluation, de conscience de soi et d'autocritique pour mieux assurer son perfectionnement en termes de compétences dans ce domaine dans le cadre d'une démarche « éthique de qualité » et « philosophique de vertu »dans la tradition d'Aristote et du serment d'Hippocrate. Le« savoir-faire ACP » doit être accompagné d'un « savoir être ACP » par des attitudes morales « vertueuses » et une conviction sur les valeurs sous-jacentes à l'ACP qui lui donnent du sens.

Cette dimension réflexive philosophique permet de rester critique vis à vis des risques de faire de la « bonne hygiène de vie » une religion coercitive avec un risque d'exclusion de personne non conforme (alcoolique, toxicomane...) (97). La dérive « industrielle » du dépistage existe avec la difficulté à en mesurer le bénéfice souvent surestimé par les médecins par rapport au risque. Le risque est de rendre « malade » des patients qui ne présentent que des facteurs de risques (Exemple de l' HTA). La recherche de la longévité à tout prix peut empêcher de vivre le présent et occasionner une perte de la qualité de vie présente pour un bénéfice aléatoire futur évalué de manière « statistique ». La rencontre entre les 2 systèmes de références-perspectives, celles du médecin (basé sur l'EBM et les notions statistiques de RR, RA) et celle du patient qui veut savoir si c'est pour lui « à coup sûr » bénéfique sur le long terme est souvent problématique. Même pour la « bonne cause préventive », le médecin doit éviter toute attitude manipulatrice et proposer un partage authentique sur les priorités de chacun dans le cadre de la décision partagée et d'un choix éclairé. La notion de « fondamentaux du patient » (« patients utilities » : qu'est ce qui est important et essentiel pour lui ?) pousse à viser une « probabilité de bénéfice personnel » dans un but de réalisation de soi plus que dans la réalisation de « bons chiffres » sur des critères intermédiaires uniquement biomédicaux basés sur des statistiques.

7. Limites de l'ACP

7.1 Que représente l'ACP en situation de pratique courante ?

Une étude transversale a analysé le style de communication lors de consultations enregistrées entre médecin et patient en situation hospitalière (98). Le style de communication côté médecin a été catégorisé en modèle « ACP » (communication partenariale collaborative avec soutien empathique et réassurance), modèle « directif » et modèle « question–réponse traditionnel ». Côté patient, a été repéré un modèle « implication active » du patient (exprimant ses problèmes, ses perspectives, ses émotions, posant des questions) ou un modèle plus « traditionnel » de simples réponses aux questions médicales. Au niveau des résultats, le modèle « traditionnel » de questions –réponses(avec le plus souvent des questions fermées) représentait 75 % du style de communication des médecins, le modèle « ACP » pour 10 % et le modèle « directif » pour 5 %. Du côté patient, le style « implication active » ne représentait que 20 % de mode de communication des patients. Dans cette étude, le médecin avait tendance à être plus « ACP » quand le patient s'impliquait activement, et vice versa. Cette donnée semble confirmer le rôle moteur de l'interaction symbolique dans la relation qui module perception et attitude de chacun des protagonistes.

Dans une étude qui a différencié 41 médecins en « patients centrés» / « non patients centrés », il ressortait que les médecins « patients centrés » s'impliquaient plus dans le travail réflexif des groupes Balint que les médecins « non patients centrés » (99).

7.2 Quels sont les obstacles identifiés par rapport à la pratique ACP ?

L'impact du psychosocial dans les maladies chroniques, souvent reconnu sur le plan théorique, est difficilement pris en compte en pratique. Une étude qualitative hollandaise par entretien de face à face ou téléphonique a exploré le point de vue de professionnels (médecins, infirmières, psychologues, enseignants et institutionnels des soins primaires) et patients (individuels et associatifs) impliqués dans une prise en charge biopsychosociale des malades chroniques. Tous les participants ont constaté la faible prise en compte en pratique courante avec une responsabilité partagée entre patients et professionnels qui n'abordent pas la question de manière systématique. Les raisons invoquées étaient le manque d'active participation des patients dans l'expression du problème et le manque de formation des professionnels à explorer ce domaine. Par ailleurs, le manque d'intégration de cet abord dans les RPC qui prennent plus en compte les données et critères biomédicaux, le manque de travail intégré au sein d'équipe pluridisciplinaires psychosociales, le manque de temps et d'incitation financière empêchaient aussi son développement (100).

On peut reprocher au modèle ACP de s'ériger en modèle « universaliste » qui peut être ressenti comme « idéaliste » ou « totalitaire »et en conséquence peut susciter des résistances. Les concepteurs du modèle insistent peu sur la compétence communicationnelle à mettre en œuvre en fonction du contexte de soins et de la situation clinique (101).Une étude hollandaise a analysé à partir d'enregistrement vidéo en milieu hospitalier 322 consultations faites par 30 médecins (15 résidents et 15 internistes) (102). L'analyse s'est faite à partir d'une grille évaluant les caractéristiques comportementales « ACP » ou non, lors de la consultation. Il en ressort que les médecins ajustent leur style ACP en fonction de la situation clinique du patient avec une certaine flexibilité oscillant entre « centré patient » et « centré médecin » et non pas systématiquement en fonction des préférences du patient. Les femmes étaient globalement plus ACP que les hommes. Quand les patients ont des symptômes sévères, les médecins ont tendance à être moins « ACP ».

La littérature fait état d'un déclin de l'attitude « ACP », humaniste et empathique au fur et à mesure de l'avancée des études. Quels sont les facteurs qui peuvent favoriser ou contrarier cette compétence au cours des études ? Une étude qualitative de l'université d'Anvers a voulu mieux connaître les expériences vécues des étudiants et professeurs de la formation à l'ACP(103). 11 focus group (FG) ont été constitués : 7 FG représentatifs des différentes années du curriculum et 4 FG d'enseignants (3FG généralistes et 1FG autres spécialistes)

Les étudiants avaient des idées positives à priori sur l'ACP mais ils ne s'estimaient pas compétents en pratique à la suite des formations. Le curriculum fournissait pourtant de nombreuses occasions de rencontres avec les patients. Mais les étudiants qui avaient un manque de SEP, qui étaient confrontés à un manque de temps, à du surmenage, à des modèles de rôle « non ACP » et qui avaient un manque d'expérience forte et significative dans ce domaine perdaient ou ne développaient pas cette capacité ACP. Celle-ci nécessitait un développement personnel qui permettait de mieux gérer ses émotions, se confronter à la souffrance, devenir plus réaliste, prendre conscience et prendre soin de Soi. Cette acquisition de compétence devait se faire en relation avec le superviseur-tuteur qui permettait une transmission de savoir, savoir-faire, savoir-être et un soutien social. La reconnaissance de l'étudiant comme personne par une attitude « étudiant centrée» et l'expression d'une certaine vulnérabilité en se montrant « comme une personne » permet à l'enseignant de diminuer les distances avec les étudiants.

Les limites essentielles de ce modèle ne résident pas dans son mode de fonctionnement. Mais son application en pratique courante se heurte à des limites liées à la force culturelle du modèle biomédical, au contexte de soin, au niveau d'implication, de résistance et de compétences tant des médecins que des patients dans leur interaction relationnelle. L'apprentissage de ce modèle « centré sur la personne malade » ne peut se faire que par des enseignants « centrés sur la personne étudiante ».

Pour mieux questionner le fonctionnement de ce modèle ACP, nous avons eu besoin de le mettre en situation de pratique clinique par une étude qualitative phénoménologique.

Chapitre 5 : Etude qualitative phénoménologique DEADIEM

1. Introduction

Pour répondre à la dimension holistique de l'ACP et à l'objectif central de la recherche, nous avons créé une situation « expérientiel-expérimentale » permettant d'observer le caractère fonctionnel et les résultats d'une **D**émarche **E**ducative d'**A**pproche centrée patient **DI**abétique de type 2 **En M**édecine générale (**DEADIEM**) afin de mieux comprendre ce « phénomène » au travers des perceptions de patients diabétiques de type 2 et de leurs médecins traitants.

Cette étude se situe dans un cadre de recherche qualitative phénoménologique et anthropologique par analyse thématique (104).

Nous exposerons dans un premier temps la méthode utilisée dans cette étude, puis nous aborderons les résultats retrouvés tant sur le plan de l'évaluation quantitative biomédicale que l'analyse descriptive thématique des discours des patients et des médecins.

2. Méthode

2.1 Déroulement de l'étude et inclusions des sujets de l'étude

15 médecins du département de médecine générale de la Faculté de Médecine de Lyon ont été sollicités par courrier électronique. Ce courrier présentait en quelques mots les modalités de cette étude. Nous leur demandions s'ils pouvaient inclure deux ou trois patients diabétiques DT2 âgés de moins de quatre-vingt ans capables de parler correctement le français. En pièces jointes, ils ont reçu un descriptif détaillé des objectifs de l'étude, une fiche patient à remplir et enfin une fiche de consentement éclairé pour les personnes acceptant de participer. Avec l'accord du patient, les médecins devaient nous fournir leurs coordonnées téléphoniques afin que nous puissions les contacter. Ils nous transmettaient la fiche patient dans laquelle étaient consignés des renseignements sur l'histoire du diabète et son observance.
3 médecins généralistes, enseignants, maîtres de stage ont répondu à cette sollicitation. L'interne thésard a lui-même sollicité une jeune femme médecin de ses connaissances et un médecin chez qui il faisait un remplacement. Ces 5 médecins ont permis d'inclure 10 patients DT2.
Nous avons choisi de rencontrer les participants au cabinet de leur médecin traitant, souvent dans une pièce annexe à la salle de consultation. En effet, ce lieu permettait aux interviewés de se retrouver dans la situation « naturalistique » que nous cherchions à étudier, celle de patients pris en charge de façon chronique en médecine ambulatoire. Pour deux patients, cela n'a pas été possible et nous avons donc réalisé les deux entretiens à leur domicile. Nous les avons avertis de la durée prévisionnelle, entre une demi-heure et une heure, pour qu'ils s'organisent en fonction de cela. Les entretiens étaient semi-directifs et suivaient le plan de modélisation de l'intervention. Nous avons demandé à l'interviewé son accord pour que l'entretien soit enregistré, en l'assurant du respect de la confidentialité.
L'objectif était dans une première étape de tester la faisabilité et l'efficacité d'une **D**émarche **E**ducative d'**A**pproche centrée patient **DI**abétique de type 2 **E**n **M**édecine générale (que nous avons nommé DEADIEM) auprès de ces 10 patients diabétiques de type 2 suivis en médecine générale et d'en faire une analyse descriptive. Cette première étape a fait l'objet d'une thèse d'exercice (105).

2.2 Description de DEADIEM

DEADIEM a été modélisée sous forme d'un entretien de face à face en 2 temps (cf. annexes):
Le premier entretien comprenait 3 phases **CEC**:
- Une 1^{ière} phase d'écoute active **C**ompréhensive de la perspective du patient (son vécu, ses représentations, attentes et préférences) et de son contexte biopsychosocial.
- Une 2ième phase d'**E**xplications et de conseils de la part du médecin après enquête alimentaire.
- Une 3ième phase de résumé-synthèse et fixation d'objectifs dans le cadre d'une **C**ompréhension commune-décision partagée.

Le deuxième entretien était l'évaluation de l'intervention sur des critères de satisfaction du patient, un « feed back » sur sa perception des résultats et de l'atteinte des objectifs et sur des critères d'efficacité clinique au bout de 3 mois.

Un étudiant thésard (PED) a été formé à cette intervention. La structuration de l'interview a été définie de manière précise : il devait se présenter, fixer le contexte de la recherche, les objectifs de l'interview, montrer son intérêt pour la question de recherche dans le cadre de sa thèse, demander le consentement pour enregistrement, rassurer sur l'anonymat, recueillir les infos personnelles sur l'interviewé, préparer une question ouverte pour briser la glace, mettre à l'aise et poser les questions définies dans le guide d'entretien (cf. annexes)
Les objectifs communicationnels et relationnels étaient les suivants :
- Adopter une attitude empathique
- Utiliser les techniques de l'écoute active, adopter une attitude non verbale adéquate
- Utiliser des questions ouvertes (surtout dans la partie écoute compréhensive et compréhension commune) et fermées pour préciser (par exemple lors de l'enquête alimentaire).
- Reformuler, refléter, résumer, clarifier les propos (Feed Back).
- Respecter le déroulement selon le guide d'entretien et le fil rouge de la question de recherche

Dans une deuxième étape, nous avons recueilli les perceptions que les MG traitants avaient de leur patient et de l'éducation thérapeutique pour mettre leurs discours en interaction avec le discours du patient et comprendre ce qui se passait dans la relation.

Après consentement éclairé, les 5 médecins traitants des 10 patients inclus ont fait l'objet d'entretien semi-directif avec le guide d'entretien suivant :
1. Quelle perception avez-vous de votre patient X ? Que ressentez-vous vis-à-vis de lui ?
De manière plus générale :
2. Qu'est-ce qui est important, qu'est-ce qui est facilitateur lors d'une consultation d'éducation thérapeutique ?
3. Qu'est-ce qui est difficile, qu'est-ce qui fait obstacle, qu'est-ce qui est freinateur ?
4. Quand considérez-vous avoir réussi la consultation ? quand êtes-vous satisfait ?

5. Qu'est-ce qui motive le patient à changer son comportement ? Comment peut-on motiver le patient ?
6. Quelle formation avez-vous eu ?

Les questions 2-3-4 sont inspirées d'un questionnaire utilisé dans une étude visant à « mesurer » les « caractéristiques ACP » des médecins (99)

L'objectif final était de faire une analyse comparative des 2 types de perceptions à partir des entretiens croisés entre patients et leurs médecins traitants autour de la prise en charge éducative thérapeutique du diabète et de répondre aux questions de cette étude :

- Comment le patient diabétique perçoit-il son diabète, quelles sont ses perspectives, son expérience vécue ? Par quel processus a-t-il construit son changement de comportement ? Quelles compétences a-t-il acquises ? Comment s'est-il adapté à la situation ? Quel est l'impact sur l'observance de l'intervention ?

- Que perçoit le médecin généraliste de la perspective du patient, de ses compétences, de ses motivations au changement de comportement et de la globalité biopsychosociale ? Quelle « compréhension commune-terrain d'entente » entre médecins et patients se dégage-t-il de ces perceptions ? Comment les médecins perçoivent- ils leurs compétences à gérer la relation et à motiver le patient dans les processus de changements ? Quels sont les facteurs favorables, les obstacles et les limites perçus par les médecins « en tant que personne » dans une démarche éducative d'ACP avec le patient ?

2.3 Population de l'étude

2.3.1 Contexte Bio médical et sociodémographique des patients

Sur le plan sociodémographique, l'échantillon de cette étude comprenait 5 femmes et 5 hommes, entre 53 et 77 ans (dont 6 personnes de moins de 60 ans). Sept personnes vivaient en couple, deux personnes étaient veuves et une personne divorcée. La plupart (n : 6) étaient en retraite. Deux personnes avaient un niveau scolaire au dessus du bac et restaient en activité. Deux personnes n'avaient pas la nationalité française.

Tableau 6 : Caractéristiques sociodémographiques des patients

Patient	Sexe	Age	Etat civil	Niveau d'études	Profession
A	H	57	Marié	Non précisé	Retraité (commerçant)
B	F	77	Veuve	Non précisé	Retraitée (couture)
C	H	74	Marié	Non précisé	Retraité (vitrier)
D	H	60	Marié	Non précisé	Retraité (technicien)
E	F	75	Mariée	Non précisé	Retraitée (commerçante)
F	F	73	Veuve Sans enfant	Certificat d'études	Retraitée (confection)
G	H	56	Marié	Sixième	Chômage
H	F	53	Divorcée	Bac + 2	Cadre supérieur
I	H	59	Marié	Bac + 4	Cadre supérieur
J	F	55	Mariée	‹ au bac	Femme de ménage

Les patients avaient les caractéristiques biomédicales suivantes :

Tableau 7 : Caractéristiques bio médicales des patients

Patient	IMC (kg/m^2)	TA (mmHg)	HbA1c (%)	Ancienneté du diabète	Complications	Autres FRCV
A	36,7	150/80	7,5	15 ans	Aucune	
B	42,8	125/70	6,8	9 mois	Aucune	Hyperlipidémie
C	31,6	130/70	6,9	10 ans	AOMI Cataracte	HTA
D	36,7	120/70	8,1	2 ans	Aucune	HTA
E	33,8	110/60	8,8	6 ans	ACFA	HTA
F	30.1	130/70	6,7	6 ans	Aucune	
G	28,4	150/80	6,7	2 ans	Aucune	HTA Tabagisme actif
H	23,65	125/70	14,1	8 ans	Aucune	HTA Tabagisme actif
I	28,1	110/70	10,2	9 ans	Aucune	HTA
J	30,6	120/80	9, 6	Découverte	Aucune	Hyperlipidémie

Seul Mr C (ancien fumeur) était au stade des complications macroangiopathiques (AOMI). Mme E avait une valvulopathie avec un rétrécissement aortique serré et une ACFA. Les huit autres participants n'avaient aucune complication macro ou microangiopathique.

2.3.2 Caractéristiques des médecins traitants ayant inclus les patients

Les médecins étaient majoritairement âgés de plus de 50 ans et tous travaillaient dans Lyon et sa banlieue.

Tableau 8 : Caractéristiques des médecins traitants ayant inclus les patients

Médecin	Sexe	Age	Nombre de patients recrutés	Ancienneté	Type d'exercice	Maître de stage Universitaire
MGF 1	F	53 ans	4	27 ans	Urbain	Oui
MGH1	H	62 ans	1	31 ans	Urbain	Oui
MGF2	F	63 ans	2	33 ans	Urbain	Oui
MGF3	F	35 ans	1	5 ans	Urbain	Non
MGH2	H	53 ans	2	28 ans	Urbain	Non

2.4 Méthode d'analyse des données

L'encodage et une première analyse de cette intervention DEADIEM ont été faits lors de la première étape de manière manuelle par l'étudiant de médecine thésard(PED), supervisé et discuté avec le directeur de thèse(AM).Lors de la deuxième étape, la retranscription anonymisée des verbatims des entretiens sous format Word a été importée comme éléments « source » dans le logiciel NVIVO 8.

Le discours des médecins a été directement importé sous forme audio dans le logiciel NVIVO 8 et la retranscription s'est faite directement à partir de l'écoute du document audio. Un travail de familiarisation avec les données s'est fait à partir des transcriptions, de l'écoute audio, de notes écrites, des premières réflexions ou impressions pour en permettre le codage.

L'objectif principal de cette étude n'était pas de construire une nouvelle théorie mais de comprendre le mode de fonctionnement de l'ACP. Le travail principal a été le regroupement autour de thématiques transversales et d'axes d'analyse (« axial coding ») dans des « nœuds hiérarchiques » du logiciel NVIVO à partir de la matrice du modèle dans une logique inductive autour du concept ACP. Nous avons dégagé des catégories thématiques autour de la perspective du patient(Vécu, Représentation, Attentes, Préférences)

Nous avons utilisé des « nœuds libres » pour tout ce qui a émergé comme processus cognitivo-émotionnels et comportementaux permettant le changement de comportement, les acquisitions de compétences, les capacités d'adaptation, le SEP et l'impact sur l'observance pour répondre aux objectifs de l'étude DEADIEM. Le codage (« open coding ») est un processus réflexif qui doit être pertinent par rapport à la question de recherche mais aussi en dégager le sens profond.

Pour les médecins, nous avons établi des catégories thématiques autour de ce qu'ils percevaient de la perspective du patient, de la compréhension commune (« common ground »), de leur interaction relationnelle, de leurs conceptions générales sur la démarche éducative et la relation thérapeutique et de leurs expériences vécues « en tant que personne ».

Après ce travail d'encodage, pour chaque patient et chaque médecin, une synthèse descriptive a été effectuée grâce à la fonction « mémo » dans le logiciel NVIVO en associant verbatims et commentaires reformulant au plus près ces transcriptions de façon à en dégager le sens profond et en saisir la complexité. Cette création de « mémo » permet de créer des liens avec les « nœuds » et le dossier source des transcriptions. A tout moment, il est possible de retrouver le dossier source. Ce travail récursif de lecture du discours et de reformulation a pu déboucher sur l'analyse thématique

L'analyse de cette étude DEADIEM s'est faite en confrontant les analyses et interprétations avec l'étudiant de médecine thésard (PED) dans le cadre de sa thèse d'exercice pour la partie analyse des patients.

Pour la partie analyse des perceptions des médecins, les verbatims ont été renvoyés auprès des médecins de l'étude pour avoir leur point de vue sur l'analyse descriptive de leurs discours dans une perspective de vérification par les participants (« Member checking »). Cela n'a pas été fait pour les patients. Faire appel à la validation par les répondants (« Respondent validation ») a beaucoup d'attrait et d'intérêt dans une perspective de valorisation du rôle acteur des participants(106). Elle améliore la crédibilité de la recherche et permet de mesurer le degré de correspondance entre les deux points de vue (107). Les participants peuvent préciser leur pensée mais cette pensée reste particulière à la personne alors que le chercheur a une vue plus large du problème. Il ne doit pas forcément adhérer à l'explication ou la « justification romantisée » de la personne mais faire confiance dans sa propre interprétation. La validation des répondants est intéressante en recherche action où il existe une sorte de travail commun entre participants et chercheurs (106), ce qui est en partie le cas de cette étude comme nous le verrons plus loin dans l'analyse des résultats de DEADIEM. Sur les 5 MG impliqués dans l'étude, un seul (MGH2) n'a pas donné suite à ce processus de validation.

Pour mieux corroborer les résultats de cette étude, nous les avons confronté à d'autres modèles théoriques par une procédure de triangulation que nous aborderons après le chapitre résultat.

2.5 Démarches éthiques et réglementaires

L'étude DEADIEM peut être assimilée à une étude d'intervention. Elle a fait l'objet d'une soumission auprès du Comité d'éthique des HCL de Lyon. Celui-ci a donné son approbation.

3. Résultats

3.1 Résultats de l'évaluation clinique de l'intervention DEADIEM

L'étude DEADIEM est principalement qualitative mais nous avons souhaité y intégrer une partie quantitative de façon à se rapprocher le plus possible d'une situation de pratique quotidienne.

Le deuxième entretien a fait l'objet d'une auto-évaluation associée à une évaluation clinique et bioclinique.

3.1.1 Auto Evaluation de l'atteinte des objectifs de changements et satisfaction exprimée par les patients 3 mois après l'intervention

Nous avons coté en 3 catégories :

- Pas de changement : 0
- Changement partiel (atteinte partielle des objectifs fixés): 1
- Changements importants significatifs (atteinte des objectifs définis en commun) : 2

(cf. tableau 9)

Tableau 9 : Résultats de l'autoévaluation du patient

Résultats	Changement	Satisfaction
Pour Mr A, l'intervention lui a « rendu service », permis de « réfléchir un peu » et de tirer une sonnette d'alarme. Il a eu un début de prise de conscience.	1	+
Mme B était satisfaite de l'intervention même si elle n'avait pas l'impression d'avoir appris grand chose de plus. Elle avait fait des efforts en cuisinant moins gras, en limitant les fruits sucrés.	1	+
Pour Mr C, cette intervention ne lui a rien apporté et n'a pas changé son comportement.	0	-
Pour Mr D, le travail d'explication sur les complications du diabète a permis une prise de conscience des enjeux qui poussent à agir et à jouer un rôle de déclic. Le conseil diététique personnalisé lui a donné des pistes concrètes pour agir sur la maladie. Il a vécu une expérience positive avec amélioration de son SEP.	2	+
Pour Mme E, recevoir des explications claires a joué un rôle de déclic pour améliorer son comportement. Elle a pu renforcer sa motivation à observer les règles hygiéno-diététiques.	2	+
La satisfaction de Mme F vis-à-vis de l'intervention était liée aux informations fournies. Elle a acquis une vision plus positive de vivre avec sa pathologie. Elle a expérimenté la perception de bénéfice à faire des efforts ce qui a renforcé son SEP.	2	+
Pour Mr G, l'intervention a eu un effet « rappel à l'ordre ». Il s'est remotivé et a repris confiance en lui. Le travail d'explication a permis une certaine réassurance. Il a été satisfait de pouvoir parler de sa maladie. Il a apprécié l'intérêt que l'on a porté à son histoire familiale. L'intervention a amélioré son SEP.	2	+
Mme H a été satisfaite d'avoir pu parler de sa maladie et pas seulement de ses résultats biologiques. L'écoute compréhensive lui a permis de s'écouter parler de ses résistances, de ses difficultés d'acceptation de sa maladie, d'une installation dans la routine avec sa pathologie. Elle a évolué dans ses représentations avec la perception de « s'empoisonner » en mangeant mal équilibré. L'intervention a joué un rôle de déclic pour agir. Réentendre certaines informations, comme les complications potentielles du diabète, lui a permis de « rafraîchir la mémoire ». Elle a acquis un meilleur SEP.	2	+
Pour Mr I, la démarche explicative a permis de corriger certaines croyances et méconnaissances. L'intervention a joué un rôle déclic, un encouragement et une motivation à passer à l'action en réalisant chaque objectif. Il a acquis un SEP et une meilleure estime de soi. Il était fier d'énumérer tous ses paramètres cliniques d'amélioration.	2	+
Mme J a été satisfaite d'avoir reçu des informations qui lui ont permis de mieux comprendre sa maladie. Elle se sentait moins frustrée d'être malade mais avait du mal à se sentir capable..	1	+

3.1.2 Evaluation Bio cliniques de l'intervention

Cinq Patients (Mr D, Mme E, Mme H, Mr I et Mme J) ont abaissé la valeur de leur HbA1c de plus de 1 % (associé à une baisse de poids pour Mr D, Mme E et Mr I). Ils avaient tous une HbA1c supérieure à 8 % et même supérieure à 10 % pour deux d'entre eux (Mme H et Mr I). L'amélioration de l'HbA1c de Mme J peut être dû à l'introduction de la metformine.

Pour trois patients (Mme B, Me F et Mr G) l'HbA1c est restée stable avec un contrôle métabolique satisfaisant au départ (HbA1c entre 6,5 et 7 %). Mais le poids avait baissé.

Deux patients ont légèrement aggravé leur HbA1c : Mr A + 0,7 % (avec perte de 0,5 kg) et Mr C + 0,4 % (avec la prise de 2 kg).

Sept patients avaient une tension artérielle dans les valeurs cibles < 140/80. Mr G a normalisé sa tension systolique, Mr A a gardé des chiffres au-dessus des valeurs cibles et Mme B est passée au-dessus des valeurs cibles pour les deux valeurs de la tension.

3.1.3 Evaluation globale

Dans le cadre d'une procédure de validation par triangulation avec les données cliniques, nous avons souhaité catégoriser l'évaluation finale des résultats de l'intervention sur des critères de satisfaction du patient, sur l'atteinte des objectifs de changements fixés en commun entre l'interviewer DEADIEM et le patient et sur des données cliniques objectives (l'HbA1c, le poids).

Nous avons choisi 3 catégories :
- Echec ou faible résultat de l'intervention
- Résultat modéré et intermédiaire de l'intervention
- Bon résultat de l'intervention.

Nous avons adopté un code couleur pour catégoriser cette évaluation et en faciliter la visualisation et la traçabilité.

Tableau 10 :

Patient	Changement	Satisfaction	HbA1c initiale	HbA1c finale	Poids initial	Poids final
Mr A	1	+	7.5	8.2	113.5	113
Mme B	1	-	6.8	6.6	103	102
Mr C	0	-	6.9	7.3	87	89
Mr D	2	+	8.1	6.5	107	103
Mme E	2	+	8.8	7.5	92	90
Mme F	2	+	6.7	6.7	77	75
Mr G	2	+	6.7	6.7	82	79.5
Mme H	2	+	14.1	11.9	70	72
Mr I	2	+	10.2	8	89	81.5
Mme J	1	-	9.6	8	76.1	76

Rouge : Echec ou faible résultat de l'intervention ; Orange : résultat modéré et intermédiaire de l'intervention ; Verte : bon résultat de l'intervention.

3.2 Résultats de l'Analyse thématique

Les résultats complets de l'analyse thématique avec les verbatims sont dans les annexes et nous avons choisi de présenter les plus significatifs

3.2.1 La perspective du patient (Vécu-représentation-connaissances-attentes -préférence)

Box 1

Vécu
Représentation
Attentes
Ce qui est important
Raconter un récit

Le vécu de la maladie s'exprimait de manière diverse autour du silence initial de la maladie« sournoise », d'une expérience vécue au travers d'une histoire familiale du diabète qui le rendait concrète, d'une découverte de la maladie avec ou sans sentiment de rupture de vie, avec ou sans peur des complications, d'un vécu optimiste (le diabète se soigne), des sentiments divers (fatalisme, contraintes, frustrations…) des expressions corporelles (fatigue, anxiété, somatisations …).

« *J'ai vu que ma mère, elle était interdite de manger sucré...J'étais triste* » *(Mme J)*

« *Il ne partira jamais, il a été trop fort pour qu'il parte* » *(Mr I)*

« *Je me suis dit bon le diabète c'est quelque chose qui vient à mon âge et puis qui va sans doute partir, on va soigner ça* » *(Mr D)*

« *Qu'est-ce que vous voulez que j'y fasse d'autre?* » *Puisque je l'ai, qu'est-ce que je risque de plus?* » *(Mr C)*

« *ça me gonfle...Non? Tous les jours penser à ça !...elle m'ennuie, elle m'enquiquine et j'ai pas envie de l'avoir...* »*(Mme H)*

«*Supprimer tous ces trucs que j'aime bien..Sortir le chien...je suis bien obligé.* »*(Mr C)*

(Le régime diabétique ?) « *Honnêtement chiant !...* » *(Mr A)*

« *J'essaie de bricoler, je mets trois heures pour un truc de cinq minutes et puis il y a les yeux, je vois pas bien et puis je m'énerve, Et puis je deviens feignant.* » *(Mr C)*

Les représentations étiologiques de la maladie étaient le plus souvent fonctionnelle, additive, soustractive ou maléfique (« trop de sucre dans le sang, « manque d'insuline », « dérèglement métabolique », dysfonctionnement d'une glande). Les lieux de contrôle étaient plutôt internalisés LCI + avec pour deux d'entre eux une composante socioculturelle externalisante.

« *Quelque chose dans mon métabolisme qui s'est transformé...* » *(Mr D)*.

« *je ne sécrète plus d'insuline, c'est-à-dire que je garde le sucre dans mon sang, je ne l'élimine plus... je pense que j'ai une glande ou quelque chose en moi qui fait que je n'absorbe plus le sucre que je consomme, donc il se diffuse dans mon sang et que c'est pas très bon parce que ça reste dans les artères* » *(Mme H)*.

« *Parce qu'on a trop bien mangé, on a été trop gourmande* » *Mme F*.

« *C'était un diabète de stress quand on m'a annoncé que ma femme était perdue, parce qu'elle a récidivé, elle a eu des métastases osseuses ... et j'ai cru que le monde s'écroulait sur moi, donc il a fallu m'emmener à l'hôpital* » *(Mr I)*.

« *Trop de bonnes bouffes* »*(Mr A)*.

« *Le diabète c'est un manque d'insuline ...on me l'avait dit :* « *malheureusement, il ne partira jamais, par expérience* »*(Mr I)*.

« *Le sucre nocif* » *(Mme E, Mr I)*.

Un seul patient a exprimé une représentation exogène (associée à une représentation maléfique).

> *« Une saleté qui s'est foutue dans le sang »* avec des complications qui viennent aussi des médicaments*« Y- a un peu à cause des médicaments et puis ça se répercute sur les yeux. »* (Mr C).

Les attentes vis-à-vis de la prise en charge, d'une relation d'aide et d'un cadre thérapeutique

Les patients ont exprimé des attentes de résultats (guérison-traitement « miracle »-non magique) mais parfois aucune attente.

> *« Je sais que c'est impossible, mais mon rêve c'est d'avoir une guérison, que j'ai plus de sucre.... Ce serait sublime comme gagner au loto »*(Mr G).

> *« Je souhaiterais une piqûre une fois par mois, qui hop, me ferait plus penser que j'ai du diabète ! »* (Mme H).

> *« Si vous voulez le médecin c'est pas un bon dieu, ce n'est pas un magicien... Il va vous donner des conseils, bon. Vous les suivez ou pas et si vous les suivez pas c'est tant pis pour vous...»*(Mr A).

> *« Je m'en fous, il y a rien qui m'intéresse... y a plus rien...j'y vois plus rien...»*(Mr C)

> *« Que ça dure le moins longtemps possible, c'est tout... ça, ça ne me sert à rien de vivre jusqu'à cent ans...pour rien foutre... je m'ennuie ».* Et des médecins ? *Qu'ils me soignent le plus longtemps possible...ne pas souffrir »*(Mr C)

Les attentes étaient principalement vis-à-vis d'une relation d'aide thérapeutique (pouvoir parler, être motivé, rechercher et recevoir des informations, besoin de partager la décision, être soutenu, cadré, stimulé pour « faire attention »…).

> *« Ce qui a été important pour moi c'est ... de reparler de tout de ce qu'il fallait faire pour améliorer le diabète... elle (médecin traitant) me dit si c'est trop élevé. Je sais c'qui faut faire et donc c'est important pour moi d'avoir quelqu'un d'autre qui me motive, qui me pousse... Quand je mange une tartine de confiture je pense plus à vous qu'à mon docteur traitant...redéclencheur de faire attention à certaines choses »*(Mme H).

> *« J'ai eu, appelons ça une piqûre, pour me dire qu'est-ce que c'était : les conséquences, les dangers, pourquoi si, pourquoi là, donc par conséquent ça m'a ouvert.... peut-être que si on m'avait mis un petit coup de semonce, peut-être que j'aurais pas fait des conneries... »* (Mr D)

> *« Je crois que les médecins et le malade ils doivent faire corps pour combattre une maladie »*(Mr D).

« Mais c'que j'attends de la part des médecins ...de m'aider à vivre un p'tit peu plus longtemps, de m'aider à tenir la route ... C'est quelque chose qui me tient en éveil, j'aime bien parce que ça me rappelle à l'ordre ...De temps en temps il faut qu'il y ait une personne qui vous pose des questions, qui vous dise ah...je me redresse. Parce que c'est facile de se laisser aller... Ça m'a fait du bien la dernière fois c'est vrai »(Mr G).

L'important, les préférences, priorités, valeurs

Pour la plupart des participants, profiter de la vie et se faire plaisir était une priorité.

Le plaisir de manger se partageait dans la convivialité (Mr A, Mr D, Mme E, Mme F, Mr G Mme H, Mr I, Mme J). On pouvait aimer ne pas se priver et manger en grandes quantités (Mme J). On pouvait rétrécir ses envies sans renoncer au plaisir de manger (Mme B). Le grignotage était problématique (Mme J) surtout quand il s'associait à d'autres plaisirs (la lecture et à la détente « Nutella » de Mme H). Des plaisirs variés avaient aussi la préférence des patients : les voyages (Mr A, Mr D) les sorties culturelles (Mme F, Mme H), les mots croisés (Mme B) la lecture (Mme H Mme J). L'activité physique pouvait aussi être un plaisir : la pratique de la marche (Mr D Mme H), le vélo d'appartement (Mme J).

Des valeurs de vie étaient le plus souvent présentes dans les discours : l'amour d'une vie « pleine d'envie » et avec tous ses aléas.

« Envie, j'ai toujours des envies, à 60 ans, 80 ou 100 ans j'aurai toujours des envies, envie de découvrir d'autres lieux, voyager... toujours envie de quelque chose. Si on a pas envie, on réussit pas dans la vie. » (Mr D)

« De vivre déjà malgré qu'on s'en voit des fois, c'est agréable quand-même. On a des soucis, on a si ou ça mais c'est la vie »(Mme F).

La vie était un bien précieux mais fragile (Mme J).

La valeur famille était centrale (Mr C, Mr D, Mme E, Mme F, Mme H) parfois fusionnelle (Mr G). Assurer l'harmonie et les besoins de la famille était important (Mr I) de même que la réussite avec « droiture » de ses enfants (Mme J). Les habitudes alimentaires étaient des valeurs de vie liées à l'histoire familiale ce qui rendaient les changements difficiles (Mr D). Le milieu culturel pouvait influencer (le goût des pâtisseries de Mme J).

La valeur travail a été exprimée (Mr D) avec référence parfois à un modèle familial (Mr I). Il était parfois difficile de maintenir un équilibre entre vie personnelle et vie professionnelle (Mme H). Les amis comptaient aussi (Mme F Mme H).

La valeur Santé était plus rare. Elle était favorable au changement (Mr D Mr G).

Raconter une expérience vécue, sa théorie explicative qui donne du sens en associant la survenue du diabète au stress d'une préretraite mal vécue et en se posant des questions.

« Il y a deux ans je me suis retrouvé, plus de boulot, bon par la force des choses, je ne suis pas parti sans rien, j'avais une belle paye, j'avais une belle vie. Ça allait, quoi. Ce n'est pas ça, alors je l'explique peut-être que indirectement j'ai ressenti ça comme étant quelque chose de...alors que j'attendais ça, le départ à la retraite avec impatience. Peut-être que je ne l'avais pas préparé correctement. Alors est-ce que c'est ça ? Souvent j'analyse tout seul, c'est la première fois que j'en parle. Alors est-ce que c'est ça ou pas ça ? » (Mr D).

3.2.2 Réfléchir sur Soi, utiliser des processus défensifs et coping

Box 2

| Réfléchir sur Soi autoévaluations |
| Ambivalence divergence dissonances cognitives |
| Coping défensif |
| Coping centré sur le problème |

DEADIEM a permis de mobiliser les capacités réflexives et d'auto-évaluations du patient avec autocritique des attitudes défensives, des comportements antérieurs de négligences («mauvais élève » qui ne doit pas reporter toute la faute sur le "maître d'école-docteur"), la reconnaissance des limites.

« Je crois que c'est moi qui est pas clair parce que je le prends peut-être un peu à la légère alors que je devrais pas » (Mr A).

« Ça a été dur, c'est dur. Quand on est un mangeur comme je suis, il faut pas me demander d'avoir perdu trente kilos en trois mois. Il n'en est pas question, je suis habitué à manger des bonnes choses et je suis un bouffeur né, j'aime bien la bouffe, je le dis honnêtement » (Mr D).

« Je crois que si cette maladie m'avait été expliquée au début comme m'a été expliquée mon apnée du sommeil, peut-être que je n'aurais pas continué à faire certaines conneries...Faut être honnête aussi, vous savez quand un gosse est mal élevé, c'est le maître d'école qui doit le corriger... On est dans un système qui est comme ça. Quand je suis malade c'est la faute de mon docteur !...Non, ce n'est pas ça ! » Mr D

« Je le sais, il faut que je fasse attention, il faut que je prenne mes médicaments...et après derrière, je n'ai peut-être pas toutes les conséquences de cette maladie...je me dis c'est une maladie grave si je fais des excès...je ne sais pas où sont vraiment les limites je connais peut-être pas les conséquences exactes du diabète » (Mme H).

On a retrouvé l'expression de l'ambivalence, de divergences, dissonances cognitives ou conflits-contradictions.

« Le régime ? Ça va être ou bien une semaine ou...mauvais la semaine d'après... il y a des fois, je me dis ...il est élevé mon diabète, donc je vais faire pendant une semaine un régime très strict... alors je suis contente, je vois mon diabète redescendre à 2,50... et puis la semaine d'après, je me lâche, quoi, je me dis, je mange autre chose... je me demande si cela ne joue pas sur mon état d'euphorie ou de lassitude... »(Mme H).

« J'essaye quand même de ne pas manger de sucre...Au restaurant, je ne vais pas prendre de dessert, ça c'est sûr. Mais euh...si je suis devant ma télé chez moi, je vais manger un peu de chocolat, ou une tartine de Nutella ... Je ne sucre plus mes aliments, ça c'est sûr... Par contre, des fois, une cuillère...une tartine de confiture, ça je vais en manger une... » (Mme H).

« J'ai une bonne compréhension du diabète mais je l'occulte parce que ça me gonfle, je n'accepte pas d'avoir le diabète... je le sais tout ça...Le problème c'est que moi je me considère pas comme diabétique »(Mme H).

« Voilà, bon là il faut que j'arrive à perdre des kilos. Le problème c'est que j'arrive pas à les perdre, mais que je veux pas aussi les perdre, je vous le dis. Honnêtement, c'est vrai que j'ai pas envie de me trouver à un moment donné affaibli. »(Mr D).

« J'aime bien boire un petit canon de temps en temps ...quand je bois un canon tout de suite après c'est comme le mec qui couche avec une femme sans capote et qui dit après « merde j'ai pas mis de capote », c'est pareil. Je bois un canon et tout de suite après je dis « merde j'ai du sucre » (Mr G).

Les patients s'adaptaient et s'ajustaient à la situation en minimisant, banalisant, évitant de penser, adoptant une attitude de pseudo-désinvolture et d'ironie.

« Comme tout le monde j'ai fumé et puis j'ai bu, c'est tout mais je ne buvais pas plus d'un verre à la fois. »(Mr C).

« Je vais vous dire un truc, je ne préfère pas y penser... Toutes façons, je vais crever un jour mais peut-être pas du diabète. Je pense pas qu'il faut se dire j'ai une maladie qui est vachement dangereuse, qui va me faire mourir. Si vous vous répétez ça tous les jours au bout d'un moment vous y pensez vraiment »(Mr A).

« Cela doit être une saleté qui s'est foutue dans le sang, j'en sais rien moi. J'ai jamais posé la question, je suis pas indiscret... »« Je me rappelle plus ce qu'elle m'a dit. Je ne fais pas attention, tout ce qu'on me dit, c'est derrière. » (Mr C).

> « Moi je suis l'abruti parfait, qu'est-ce que vous croyez ?... Je m'habitue à toutes les saletés qu'elle me refile... J'étais un cancre moi de partout, il y a rien de changé...quand j'étais militaire je m'étais enrhumé de temps en temps, j'ai attrapé des maladies « wagnériennes ... » (l'arythmie ? « Il parait que c'est faible par moments. Il bat surtout quand on me demande des sous. » (Mr C).

Minimiser la gravité du diabète permettait d'éviter de se démoraliser.

> « Parce que si je dis que c'est grave, je vais m'effondrer avant... »(Mme J).

L'ajustement a pu se faire aussi sous la forme de stratégies « coping » centrées sur le problème en posant des questions et élaborant un tableau de bord.

> « J'ai une difficulté énorme et j'en ai parlé avec le remplaçant du Dr X : le glycquée et ce que je mesure le matin. J'ai cru comprendre que ce que je mesure le matin c'est à l'instant T et le glycquée sur deux ou trois mois. »(Mr D).

> « Depuis qu'on s'est vu j'ai jamais dépassé 1,2. C'est sûr parce que je le mesure. Parce que j'étais entrain de préparer mon tableau de bord pour le mois de novembre, avec ce que je mange et ce que je ne mange pas »(Mr D)

D'autres ont utilisé des ressources externes comme des documents, des fiches conseils « aide-mémoire »(Mme H), la recherche d'information par le questionnement(Mme H, Mme J), la mise en place d'un plan d'action par auto-surveillance glycémique (Mme H) et un programme d'activités physiques(Mme H).

3.2.3 Processus cognitivo-émotionnels expérientiels de changement

Box 3

| Prise de conscience Sensibilisation au risque |
| Le soulagement émotionnel |
| La réévaluation de soi et de l'environnement |
| Libération de soi |

Un certain nombre de processus expérientiels cognitivo-émotionnels ont été retrouvés comme **la prise de conscience** (comme « déclic flash » réflexif, sensibilisation au risque par l'explication, ressenti d' un « Signal rouge- Attention Danger »).

> « La prise de conscience, ça a été la première chose... X (son médecin traitant), m'en avait parlé mais bon j'étais un peu dépassé...je me disais : « bon on vit bien avec, quoi ! »...Je pense que maintenant j'essaie plus d'avoir flashé sur le rendez-vous que nous avons eu »(Mr D).

« J'ai retenu les dangers. Pour moi ça a été les dangers, les conséquences de continuer à mener une vie comme je menais sans faire attention...j'ai regardé surtout la lumière rouge qui s'allumait. »(Mr D).

« Vous avez quand-même bien expliqué...vous connaissez bien votre sujet. » (Mme E).

« Ce que j'ai retenu c'est que, à la sortie, après une discussion comme ça avec vous, on a un peu les jetons, parce que vous redites quand-même que le diabète c'est vachement dangereux, alors que finalement je le prends un peu folklorique... Bah ça m'a satisfait, ça m'a apporté différentes choses, choses que je savais pratiquement déjà...mais ça rend service...pendant deux ou trois semaines, c'est vrai que ça vous fait réfléchir et puis après la routine reprend le dessus. » (Mr A).

La prise de conscience provoque l'action quand la valeur famille est en jeu. On réévalue le comportement à risque comme dérisoire (« con ») mais à posteriori, quand on a réussi.

« J'ai arrêté le jour où j'étais dans le midi et le ballon de mes gamins est parti dans la flotte et j'étais incapable de le rattraper. Alors là je me suis dit faut que j'arrête de fumer et puis j'ai arrêté de fumer. Une fois qu'on s'est arrêté on se dit putain ce qu'on était con de fumer » (Mr A).

Le soulagement émotionnel permettait de diminuer la tension émotionnelle, favoriser la prise de conscience et la motivation à s'impliquer, avec des chiffres glycémiques jouant comme « baromètre émotionnel » capable de faire sortir le diabète du silence. Les explications permettaient une compréhension rationnelle et favorisaient une prise de distance émotionnelle.

« A la décharge de X (son médecin traitant), j'avais un problème de placement avec ma mère et des trucs qui venaient s'ajouter. J'ai pas écouté au début... J'étais préoccupé par d'autres choses... Au moment où on s'est rencontré la situation à commencer à se calmer avec ma mère...Vous êtes arrivé au moment où j'ai commencé à me poser une question : j'arrive plus à faire ci ou ça. Bon ça m'a ouvert les yeux.. » (Mr D)

« Je crois que c'est maintenant du fait que je me rends compte des dangers de cette maladie, je suis en train d'essayer d'inverser la tendance et ça, pour moi... quand je resterai entre 1g et 1g20 j'aurai commencé à gagner. Pour l'instant le matin ça me fait chier quand je vois 1,30 1,50... » (Mr D).

« La dernière fois vous m'avez bien expliqué au niveau du diabète, les diabète de vieux, les diabètes de jeune, les gens qui prennent de l'insuline... Ça m'a même aidé moralement parce que je voyais le diabète : le mec qui allait se faire piquer tout le temps et moi ça me fait peur... ça m'a servi » (Mr G).

La réévaluation de l'environnement peut être une motivation à mener une vie plus saine et permettre de mieux soigner le diabète.

> « Un peu plus d'hygiène, un peu plus de repos, peut-être on bringuait un peu trop. C'est pas seulement parce que je suis diabétique, les conditions ont voulu que ce soit comme ça, on recevait énormément de monde à la maison. Et ma femme ne peut plus avec ses problèmes de vertèbre, à cause de la maladie. Et on mange peut-être un peu plus sainement. »(Mr I).

La réévaluation de soi passait par la dévaluation du comportement ancien et la valorisation du nouveau comportement avec sentiment positif vis-à-vis du changement, l'opportunité de repenser à Soi, de prendre soin de Soi » et de mobiliser la volonté pour faire des efforts.

> « C'est de ne pas l'avoir pris au sérieux, que je n'ai aucune difficulté actuellement pour la vivre et que je suis en train maintenant de me rendre compte de ça. Et peut-être que le fait que je ne me suis pas inquiété fait que maintenant je commence à avoir des taux de sucre »(Mr D).

> « Avant je mangeais comme un goinfre… Je consommais beaucoup, beaucoup de sucre, j'étais un spécialiste de pain aux raisins, croissant, pain au chocolat et j'ai laissé tomber tout ça. Ça sert à rien du tout, ça sert à détruire » (Mr G).

> « Dans le régime diabétique c'est avoir du courage, éviter le sucre et d'éviter de manger à tout moment »(Mr G).

> « Pour moi, non c'est pas tellement grave, tant qu'on prend soin c'est l'essentiel quoi : éviter du sucre, faire un peu de footing, se mettre en condition »(Mr G).

Ressentir l'intervention comme une ouverture au changement et un besoin de s'engager avait un aspect **libérateur de Soi** de même que ressentir une communication « centrée patient ».

> « …Ça m'a ouvert les yeux. A partir de ce moment, j'ai commencé à plus prendre le diabète comme quelque chose de grave. Donc, pour pas le rendre grave, faut que moi je mette du mien. Je sais que maintenant on pourra pas me l'enlever mais au moins que ça m'emmerde pas toute la vie comme ça. Alors c'est surtout ça » (Mr D).

> « C'est des questions qui ont été posées. Des questions utiles, y a pas eu de question con, y a pas eu de question malhonnête. Tout était propre et net…c'est des questions qui font du bien, c'est des questions qui réveillent parce qu'on a tendance à s'endormir, on se réveille le matin, on prend son petit cachet, à midi on prend son petit cachet mais sans avoir vraiment les bonnes choses dans la tête. Il y a le fait de parler avec moi, de me poser des questions, de voir les choses à leur juste valeur quoi. » (Mr G).

3.2.4 Processus comportementaux de changement

Box 4

Rechercher du soutien social, relation d'aide et ressources externes
Autocontrôler, savoir « faire attention » à l'alimentation et bouger au quotidien
Eviter les situations à risques, les personnes qui influent sur le comportement à risque
Substituer le qualitatif au quantitatif
Renforcer le maintien
Expérience vécue et SEP

La recherche de soutien social et de relation d'aide a déjà été exprimée par les attentes de relation d'aide des patients vis-à-vis des professionnels (p 95).

Utiliser des ressources externes et l'expérience de l'entourage donnait un savoir-faire par imitation (Expérience vicariante modélisante).

« Le Dr voulait m'envoyer chez une diététicienne et c'est moi qui n'est pas voulu... mon fils, une année il est allé du côté d'Evian pour son diabète et il était revenu avec tout ce qu'il fallait manger et pas manger et alors j'ai fait pareil »(Mme B)

A part chez Mr A et Mr C, nous avons retrouvé **les processus comportementaux d'autocontrôle et savoir « faire attention »** à l'alimentation énoncé explicitement chez pratiquement tous les participants de l'étude et reprenant pratiquement tous les conseils hygiéno-diététiques de base: faire attention aux sucres d'absorption rapide, faire des efforts surtout sur le « gras » ou l'alcool, équilibrer la diététique en mangeant de tout et en limitant les quantités sans renoncer au plaisir, éviter les interdits, l'idée de régime ou le laisser-aller, ne pas se resservir, résister aux tentations, au grignotage, passer des compromis. « Faire attention » à l'alimentation était souvent associé en duo à « bouger au quotidien ». L'âge permettait de mieux s'autocontrôler. Par rapport au grignotage, enclencher des rappels cognitivo-émotionnels « faire attention », s'autoréguler, passer des compromis permettaient l'autocontrôle.

« Faut faire attention je crois, pour ma part : manger sans gras et avoir des petites portions mais équilibrées...Bon ! Je vais pas le faire tout le temps, comme samedi là j'ai un repas, je vais aller le faire. Mais il faut savoir que toute cette semaine on va manger pour éviter de monter trop... »(Mr D).

Faire des efforts qui réussissent malgré le coût des « tentations ».
« C'est vrai que de temps en temps, quand on a un apéro...Les chips et tout ça, c'est vrai que c'est quelque chose de très tentant. Ça j'ai réussi depuis un mois à évacuer tout ça... »(Mr D).

Eviter les situations à risques et neutraliser les personnes qui influent sur le comportement à risque ont été retrouvés.

« Bon là maintenant, ça m'a fait faire des économies, parce que je traîne moins dans les restos. Pas les Fast Food, les bons restos. Bon mais faut savoir que la bande qu'on est, il y a l'apéro, le vin, y a les digestifs et tout ce qui s'en suit. »(Mr D).

« C'est comme la cigarette, je suis resté sept ans sans fumer et puis j'avais un copain, j'allais le voir de temps en temps, ça fumait et puis tout d'un coup je me suis trouvé attiré par la cigarette, j'ai repris la cigarette. Donc pour le sucre, je dois éviter un environnement comme ça. » (Mr G).

Substituer le qualitatif au quantitatif

« J'essaie de goûter, de me faire plaisir juste en goûtant un plat, sans faire ce que je faisais avant qui était de la gloutonnerie. » (Mr D).

« Moi ce qui me sauve c'est que j'aime énormément les crudités. En fait j'aime tout et ça me prive sans me priver. Quand on est invité je mange normalement sauf le sucre…Ça m'a changé les choses : on mange toujours sainement…. Y a des légumes frais à la maison, énormément de fruits et de légumes, pas mal de poisson. Mais là j'ai accentué un peu quand-même. » (Mr I).

Renforcer la vigilance face à une maladie « traître », renforcer sa motivation à « faire attention » par peur des complications et se créer des représentations maléfiques repoussoirs (« le sucre poison ») permettaient de changer et de maintenir ce changement.

«… je sais, c'est une maladie, une maladie traître, une maladie qui faut faire attention, donc à la base, c'est à moi de faire attention. »(Mr G).

« Cela n'a pas tellement changé les choses, parce que au fond de moi, j'ai envie que ça se passe bien. C'est quelque chose qui me fait peur, j'ai pas envie d'avoir une jambe coupée et pour ne pas avoir ces choses-là, il faut être régulier dans ses affaires. Donc, au niveau alimentation, j'essaie de manger bien, sans trop de graisse, sans trop de sucre, pas d'alcool. J'essaie de régler les choses bien comme il faut, mais je suis comme ça à la base »(Mr G).

« Voilà et ce que j'ai trouvé : dans ma tête maintenant je me dis : « Quand tu manges du sucre, tu t'empoisonnes » et ça c'est nouveau… » (Mme H).

Vivre une expérience de maîtrise de l'alimentation et faire des efforts récompensés donne un SEP. Mais il faut décider dans sa tête. Par contre, faire des efforts non récompensés par des résultats, décourage et pousse au laisser-aller.

> « J'ai utilisé ce que vous m'avez dit pour continuer et faire un peu plus…C'est vrai que quand on perd six kilos, quand on marche un peu malgré qu'on a des problèmes de genou, ça arrange pas mal de choses. Du fait que maintenant je suis le matin, avec mon appareil à 1g de sucre et que dans la dernière analyse, j'ai 6,5 de glycolée. Alors que j'avais 8,4, c'est tout ça qui me satisfait. Je pense qu'il y a plus de positif que de négatif »(Mr D).

> « Eviter le sucre énormément, éviter de la graisse parce que j'ai du cholestérol. Je mange du poisson, j'évite le mouton, tout ce qui est gras. Et je vois ça m'apporte car je maigris, je maigris énormément » (Mr G).

> « En fait j'avais décidé de le faire …ça m'a un peu poussé(DEADIEM)…C'était pas très pénible. J'ai perdu d'après ma balance plus de 8 kilos » (Mr I).

> « Je me mets à faire ça (des efforts sur le plan diététique) pendant une semaine et j'arrive pas à perdre un gramme, alors ça m'énerve et puis je me dis bon allez, on a un gueuleton à faire, je m'en vais et je le fais »(Mr D).

S'adapter à des conditions de vie professionnelles difficiles en substituant une stratégie « faire attention » au « laisser aller » en expérimentant que cela ne prive pas tant que ça. Faire évoluer son comportement suite d'explication.

> « Vu l'activité professionnelle que j'ai, j'étais toujours tenté. J'ai eu énormément de salons après notre entretien. A midi on mange très mal : on mange soit un sandwich, soit une assiette froide parce qu'on a pas le temps. Et le soir par contre on se laisse aller, on va dans un restaurant …j'ai fait un peu attention et ça a été, ça m'a pas énormément privé » (Mr I).

> « Au départ, pour moi, c'était surtout pas de sucre et vous m'avez expliqué que c'était surtout pas de gras. Ça a chamboulé…je me suis rendu compte d'ailleurs, j'ai maigri parce que j'ai arrêté le gras »(Mr I).

3.2.5 Impact sur l'observance

Trois patients se sont auto-déclarés observant sur les médicaments (Mme E, Mr I, Mme J). Pour Mr G, l'observance était un devoir « moral » associé à une culpabilité si non observance. Pour d'autres, l'observance était problématique surtout sur le plan hygiéno-diététique, avec tendance à l'oubli des médicaments, un vécu de contrainte (Mr A, Mme B, Mr C, Mr D, Mme F)

Avant l'intervention, Mme H n'aimait pas prendre des médicaments qu'elle avait tendance à oublier. Elle n'aimait pas trop consulter les médecins.

« Le dosage de *la metformine* ? *« Je ne me souviens plus...oh ! Ça ne m'intéresse pas, ça me saoule...je suis pas médecin...je crois que jusqu'à l'âge de 50 ans, je suis jamais allée chez le médecin. ... Ah le traitement, si on pouvait me l'enlever...j'oublie, j'oublie...je n'ai jamais aimé prendre des médicaments »*.

Le fait de reparler de son diabète lui permettait de mieux l'accepter et la rendait plus observante

« Bah c'est lié à ce qu'il y avait longtemps que j'avais pas trop discuté sur le diabète, j'avais plus envie d'en parler, je faisais abstraction de cette maladie quoi...avant on me disait il faut prendre un cachet matin midi et soir, j'en prenais un dans la journée, quand j'y pensais. Donc ça, ça m'a remotivé à penser à prendre mon cachet, parce que pour moi c'est une maladie... je me l'approprie pas quoi ».

Concordance ou discordance entre médecins traitants et patients :

Dans l'interaction médecin-patient de l'étude, l'observance médicamenteuse a été évaluée de manière concordante comme « bonne » (MGH2/Mr I, MgH2/Mme J et MGF1/Mr C), « mauvaise » (MGF1/ Mme H) ou « moyenne » (MGF1 /Mr A et MGH1/ Mr D).

Dans 4 situations, elle a été évaluée de manière discordante entre médecin et patient:
- Pour Mme B, la prise de ses médicaments représentait une certaine contrainte et elle avait tendance à les oublier alors que MGF1 l'a jugé observante.
- Mme E ne décrivait pas de difficultés d'observance sur le plan médicamenteux et son médecin MGF2 l'a évaluée moyenne à l'interviewer DEADIEM.
- Mme F parlait de difficultés d'observance des médicaments alors que MGF2 l'a jugé observante.
- Mr G se déclarait observant vis-à-vis de son traitement médicamenteux alors que son médecin MGF3 constatait un décalage entre la prise de rendez-vous théorique de renouvellement et le rendez-vous réel de renouvellement du traitement.

L'intervention a clairement permis à Mme H d'améliorer son observance médicamenteuse.

3.2.6 Interaction « terrain d'entente, compréhension commune »,concordance, alliance thérapeutique représentations « personnages »

Dans cette étude, différents types d'interaction ont été repérés en fonction du « Terrain d'entente-Compréhension commune » et son impact sur la relation et l'alliance thérapeutique. Quelles représentations « personnages » retrouve-t-on en interaction symbolique et en contexte relationnel d'ouverture/fermeture dans le discours des médecins et des patients ?

Dans 3 interactions MGF1/ Mme B, MGF2 /Mme F et MGF3 / Mr G, le « Terrain d'entente -Compréhension commune » semblait satisfaisant pour médecin et patient avec concordance, des sentiments de sympathie, un contexte relationnel de confiance et d'ouverture, une bonne alliance thérapeutique, des attentes partagées entre les différentes représentations « personnages » :

Dr « Sévère » /Mme « Gentille Compliante » :

> MGF1 /Mme B : « vieille dame bien gentille tout à fait compliante qui ne pose pas de questions... ça roule... » ; Mme B/ MGF1 : « Je ne sors pas beaucoup et je me fais disputer par le docteur ».

Dr « Qui me dit si ça-va » /Mme « Gentille Agréable » :

> MGF2 /Mme F : « très gentille... pour moi, c'est une patiente agréable parce que qu'elle comprend les choses... elle s'applique » ; Mme F /MGF2 : « (le docteur) me dit que ça va, ça va c'est bon ».

Dr « Cadrant Eveil »/Mr « Sympathique Confiance » :

> MGF3/Mr G : « patient très sympathique…Je lui fais passer des messages, je pense qu'il entend et puis après, il fait à sa mesure ...y a une relation de confiance... » ; Mr G/ MGF3 : les attentes vis-à-vis de son médecin « m'aider à tenir la route... une chose qui me tient en éveil…que ça me rappelle à l'ordre… Parce que c'est facile de se laisser aller ».

Dans les 3 interactions MGF1 /Mr A, MGF1/ Mme H MGH2 /Mr I, le « Terrain d'entente - Compréhension commune » semblait un peu moins satisfaisant et concordant mais médecins et patients étaient dans une relation de confiance et un contexte d'ouverture susceptible d'évoluer positivement avec des représentations « personnages » du style :

Dr « Persévérant La tronche » /Mr « Sympathique Bon vivant » :

> MGF1/Mr A : « monsieur sympathique …volubile…bon vivant qui aime bien boire bien manger… je trouve qu'il progresse…» ; Mr A /MGF1 : « le Dr elle m'a

dit : « Prochain coup faudra avoir perdu 5 kg »... elle m'a rebranché et j'aime pas qu'on me branche » « j'aimerais perdre encore un petit peu...sinon c'est la tronche ».

Dr « Coach Guide »/ Mme « Narcisse blessée résistante » :

> MGF1/ Mme H : « Elle me fait l'effet de quelqu'un qui a été blessé dans son narcissisme...elle avait un rapport terrible avec la maladie ...elle n'acceptait pas cette maladie...elle commence à aller mieux et à accepter sa maladie » ; Mme H /MGF1 : « Je reconnais qu'elle (son médecin traitant) me remet dans le droit chemin. Elle m'explique, elle me dit, non, c'est pas bien, faites attention...c'est un coach un peu, c'est bien ».

Dr « Confiance Excellent » /Mr « Gros malade Gros traitement » :

> MGH2/ Mr I :"Gros malade...gros traitement... Sur le plan alimentaire, il fait très attention ...c'est quelqu'un qui travaille beaucoup... L'activité physique, il essaie mais pas suffisamment " ; Mr I/MGH2 : Il a une grande confiance dans son médecin traitant qu'il « trouve excellent ».

Un « Terrain d'entente-compréhension commune » avec discordance, un contexte thérapeutique plutôt fermé et alliance thérapeutique problématique ont été retrouvés dans quatre interactions MGF1/ Mr C, MGH1/ Mr D, MGF2/Mme E, MGH2/Mme J. Pour ces 4 patients (Mr C, Mr D, Mme E, Mme J) l'alliance thérapeutique était rendu problématique et difficile du fait de représentations « personnages » provoquant des difficultés de compréhension commune, un contre transfert perçu comme difficile à maitriser pour les médecins avec une tendance à la fermeture. Ces interactions symboliques nuisaient à l'efficacité de la relation thérapeutique et en dernier ressort au changement de comportement du patient.

Dr « Peut rien pour moi » /Mr « Désespoir Résistant :

> MGF1/Mr C : « Il était avec son désespoir pour lequel on ne pouvait rien du tout... quand je pense à ce monsieur... il ne s'est pas laissé apprivoiser » ; Mr C / MGF1 : « Je m'en fous, il y a rien qui m'intéresse... y a plus rien... Que ça dure le moins longtemps possible, c'est tout...ne pas souffrir ».

Dr « Régime Comprend rien » /Mr « Enfant Châtrant » :

> MGH1/ Mr D : «gentil patient... enfant... châtrant ...gros monsieur tout rond qui met des choses à distance... qui dit toujours oui mais» ; Mr D/ MGH1 : Docteur « Régime... qui me prend pour un farfelus... qui n'arrive pas à concevoir que je n'arrive pas à faire ...je dis oui et j'attends ».

Dr « J'ai confiance, elle m'connait » /Mme « Cause toujours, Cause perdue » :

MGF1 /Mme E :"une cause perdue... l' impossibilité de suivre des conseils, de modifier ses habitudes... négligente ...sans conscience des problèmes » ; Mme E/ MGF1 : « cela fait longtemps que je la connais et elle aussi elle me connaît».

Dr « Faut qui m'aide et me rassure » / Mme « Exigence Radine » :

MGH2/Mme J : « femme intelligente... qui conçoit mal de payer pour sa santé... pas facile à gérer...échec d'origine culturel » ; Mme J/MGH2 : a exprimé des besoins d'aide et de réassurances.

3.2.7 Perceptions de la relation thérapeutique par les médecins traitants

Sur le plan théorique, les médecins de l'étude ont défini la relation thérapeutique comme un accompagnement du patient (MGF2, MGF1) et une aide de premier recours d'approche globale prenant en compte le contexte environnemental et psychosocial des patients (MGF1 MGF3) avec l'objectif de comprendre la problématique (MGF2) et en avoir une compréhension commune avec le patient (MGF1). Il fallait s'intéresser à la perspective du patient et ses représentations de la maladie (MGF3) comprendre les attentes (MGF1, MGF2), aborder la dimension psycho émotionnelle (MGH1)en développant une écoute active (MGF1MGH2). Il fallait favoriser la relation par un climat de confiance, une attitude de bienveillance, sans jugement de valeur permettant de jouer un rôle de catalyseur de changement (MGF1). Il pouvait remplir un rôle de « conseiller – technique » de la santé » (MGF2) et disposer d'outils « techniques » comme le médicament et la TCC (MGH2). Il pouvait remplir une fonction d'explicitation et de réassurance et négocier dans le cadre d'une décision partagée d'adulte à adulte. Le cadre et les limites étaient fixées par le médecin avec l'aide des recommandations pour la pratique clinique (RPC) (MGF3) et des convictions éthique face aux exigences des patients (MGF2). Des variantes pouvaient exister ou co exister entre un modèle relationnel informatif qui fournit « des pistes ou des éclairages » (MGF2) à des patients « experts connaisseurs d'eux même »MGF3, un modèle délibératif interactionniste « façonnant » et cadrant (MGF3) ou un modèle collaboratif entre un médecin « technicien » du médicament et un patient « acteur de son changement de comportement » (MGH2).

Ce discours déclaratif était un peu décalé par rapport à la description concrète de la compréhension commune et l'interaction symbolique comme expérience vécueave des patients concrets.

3.2.8 Médecin en tant que personne

Box 5

Réflexivité, Résonance émotionnelle et transférentielle
Réalisme
Questionnement sur le sens
Validation « member checking »

Les médecins de l'étude ont fait preuve de réflexivité en déclarant :

- Reconnaitre les limites humaines du médecin : le manque de disponibilité, la fatigue, la non maitrise du contre-transfert, les jugements dévalorisant (MGF1) les limites de compétences comme le défaut d'explication vis-à-vis de Mr D (MGH1) ou le repérage de l'alcool chez les femmes (MGF2), la complexité des causes de comportements inadéquates chez les patients (MGF2), les limites du MG au discours non crédible, « petite pierre », « petit maillon de la chaine », les limites d'une "bienveillance routinière" qui ne fait pas avancer le patient même si c'est son attente (MGF1)

- Reconnaître les obstacles que le médecin se créée lui-même comme par exemple s'interdire certaines questions ce qui limite une compréhension complète du patient (MGF1) ou élaborer des constructions « cognitivo émotionnel » de difficultés qui ne reposent pas sur une réalité objective (MGH1).

- Elaborer des perceptions-obstacles à la relation qui par résonance émotionnelle sont source de difficultés transférentielles dans l'interaction relationnelle symbolique avec risque de rupture de l'alliance thérapeutique :
- La perception du patient castrateur (Mr D /MGH1).
- La perception d'une stratégie intentionnelle de la mise en échec du médecin ou d'une « mauvaise foi apparente » du patient qui donnent envie de « faire tomber le rideau » et baisser les bras (MGH1).
- La perception exagérée des plaintes (MGF2).
- La confrontation entre les exigences de « patients consommateurs » et les exigences – convictions « éthiques » du médecin (MGF2).
- La perception des échecs du patient comme des échecs personnels de la relation d'aide pesant plus lourd en terme de ressenti que les succès (MGH1).

- Ressentir de l'ambivalence face aux résonances transférentielles : Comment se situer entre état d'énervement et bienveillance compassionnelle face à certaines plaintes qualifiés d'« hystériques » ? Comment trouver la bonne distance professionnelle et savoir dire non sans agresser ? (MGF1).

- Percevoir des insatisfactions comme remplir un rôle non voulu « guidance- dernier repère social-médecin modèle référent » (MGF2), vivre difficilement les résistances et les défenses des patients (MGF2, MGH1), le manque de confiance et le doute vis à vis du médecin(MGF2), l'impression d'échappement à tout contrôle de certains patients sans en comprendre la cause (MGF3).

- Comprendre de manière empathique les obstacles au travail éducatif chez le patient qui a envie de se « lâcher » sur la nourriture alors que son médecin lui dit toujours non (MGF3), le patient qui a des difficultés à changer un comportement quand c'est source de plaisir (MGH1), le patient qui vit négativement les interdits, qui a la perception honteuse du diabète lié au surpoids et aux perceptions négatives de son entourage (MGH2).

- Percevoir comme des obstacles au changement les perceptions symboliques, culturelles, la barrière de la langue (MGH1, MGH2, MGF3).

- Se sentir satisfait quand le patient est acteur de son changement (MGH2 MGF3), quand le patient « ouvre sa porte » à la relation et que l'impact thérapeutique des paroles existe même différé dans le temps (MGH1). Exprimer de la satisfaction d'être en congruence avec son cadre thérapeutique (MGF3).

De manière générale, ils ont abordé leur expérience professionnelle par des exemples concrets (MGF1, MGF2, MGF3, MGH1). Ils ont manifesté beaucoup de distance professionnelle en riant de leurs propres attitudes et limites (MGF1, MGF2, MGF3, MGH1) en tirant des leçons de leur expérience et en acceptant la « non toute puissance » (MGF1). S'intégrer dans un travail multidisciplinaire, s'appuyer sur les messages médiatiques de santé publique(MGF2), recourir à des spécialistes, partager avec des pairs(MGF2, MGF3,MGH1,MGH2)permettaient de trouver des solutions face à ces limites. Par contre, il n'a pas été abordé les contraintes et la gestion du temps

Le questionnement sur le sens

Dans DEADIEM, les médecins n'ont pas ou très rarement abordé la question de s'intéresser au sens chez le patient. Pour comprendre les raisons du non questionnement sur le sens, nous leurs avons envoyé un questionnaire dans un second temps par internet. 4 médecins /5 (MGF1, MGF2, MGF3, MGH1) ont répondu et confirmé qu'ils interrogeaient rarement leur patient sur le sens de leur maladie même s'ils en ressentaient l'importance. La signification de la maladie, comme les représentations- croyances et les défenses sont importantes à connaître pour comprendre les liens que le patient tisse avec sa maladie MGF1). Questionner le sens permet de comprendre des problèmes d'observance ou des difficultés relationnelles (MGH1). Cela donne les moyens au patient de se prendre en charge au mieux (MGF3). Si la croyance et la théorie explicative du patient ne compromettent pas la prise en charge, il ne faut pas intervenir. Par contre si la croyance est un moyen d'occulter le vrai problème, le professionnel doit réagir en donnant son explication et son avis (MGF2). Par contre, quand il n'y a pas d'explication « biomédicale » au problème de santé, rechercher l'idée du patient permet de créer des liens entre les événements de sa vie et la plainte (MGF2). Comprendre le sens de la maladie permet au patient de se libérer de sentiments de malédiction ou de culpabilité et donc de prendre de la distance vis-à-vis de la maladie. Mais quand le problème de santé est lié à la fatalité, il vaut mieux s'abstenir d'aborder la question (MGF2).

Les médecins de l'étude ont parlé aussi des obstacles et des difficultés qu'ils ressentaient. Parler du sens, c'est aborder l'intime, des croyances en lien avec une histoire personnelle et des contextes culturelles. Le professionnel peut ainsi se retrouver confronté à des résistances fortes ou des réponses floues (MGH1). La signification de certains problèmes comme le cancer est difficile à aborder pour le professionnel (MGF2). Les représentations de la maladie très ancrées sont difficiles à modifier mais le rôle d'un soignant est de « corriger » les erreurs de croyance (MGF2). On peut aussi se poser la question du bénéfice pour le patient (MGF2). Les patients ne sont pas forcément réceptifs à ce type d'introspection (MGF1). Ils n'ont pas toujours les capacités de réflexion et d'analyse(MGF3) Il faut saisir le moment opportun, savoir y penser (MGF1).Aborder le sens de la maladie demande du temps (MGF1 MGF2 MGH1).

La validation des répondants *« member checking »* : réflexivité sur le Soi professionnel

Pour MGF1 (à propos de son « autorité » exprimée par Mr A alors qu'elle n'a pas le sentiment de l'être): *« Je pense que tout cela est bien possible et que je ne veux pas en avoir conscience... « l'autorité » me pose question. En y repensant, je me souviens d'une remarque (il y a très longtemps) de X qui m'avait dit aussi que j'étais autoritaire dans le management du groupe des enseignants... J'avais été un peu perplexe mais en avais convenu et je l'assume maintenant... une autre remarque d'une de mes associées me relatant la même impression dans l'équipe de l'EHPAD du quartier... En somme j'en conviens mais cela me donne à réfléchir ma relation médecin / patient, car de l'autorité à la relation paternaliste, il n'y a qu'un pas... ».*

Pour MGF2 : « *Cela fait drôle cette analyse de sa pratique mais ce serait utile beaucoup plus tôt dans sa currière ... voilà des méthodes de formation professionnelles à inventer... Rien à dire sur tes commentaires* ».

Pour MGF3 : « *C'est très intéressant de lire la version patient, je n'avais pas pris le temps de le faire dans la thèse de PED en fait...quel écart entre ma vision et celle que le patient décrit, cela en dit long sur ce que l'on croit savoir du patient et ce qu'il vit réellement. Pas de commentaires particulier de ma part, je me rends compte que selon la période de l'interview et des patients que j'aurais côtoyé à ce moment-là, les réponses n'auraient pas été tout à fait les mêmes mais globalement je m'y retrouve...je ne parlerais pas spécialement "de culpabilité ou de malaise" à leur faire peur, je parlerais plutôt d'une maladresse incontournable, d'une insuffisance de savoir-faire autre aujourd'hui...mais qui porte ses fruits. Il est vrai qu'à ce moment-là je pars de mes représentations de la maladie et que je ne prends sans doute pas assez le temps d'entendre les leurs. Pour le "member checking", je valide, rien à ajouter. En fait il y aurait encore de quoi commenter mes commentaires....de me lire, me dit un peu de là où j'en suis aujourd'hui, je pense que si je relis cela dans quelques années, ma posture aura bien changé et une fois de plus je rirais...de moi, dans le sens positif où il me semble bon d'être très humble envers soi-même dans l'art d'exercer la médecine...»*

Pour MGH1 : *« OK avec l'analyse. La « sympathie/antipathie/jugement » sont des parasites/freins à l'ACP. C'est bien connu, mais, même en y étant attentif, il est parfois difficile de « passer outre » nos sentiments. Dans la cas précis de ce patient, j'ai du mal à franchir ce pas. D'autant (et c'est un des acquis de ma pratique balintienne) que certains patients tirent un bénéfice secondaire de cette confrontation/mise en échec de leur médecin. Ils reviennent pendant des années avec la même « plainte », à laquelle le médecin ne peut répondre, avec le même symptôme que ni leur MT, ni les « spécialistes » d'autres disciplines, appelés en renfort, ne peuvent expliquer ni soulager. Ils sont inaccessibles aux tentatives d'abord « psychologiques » de leur symptôme et font tourner le médecin en boucle (et en bourrique) ».*

Pour valider cette analyse thématique, nous avons besoin d'effectuer une triangulation des données par une procédure de comparaison avec des modèles théoriques que nous avons définis précédemment.

Chapitre 6 : Triangulation des données de DEADIEM

La triangulation est une méthode de validation et de crédibilité de la recherche qualitative. D'une manière générale, c'est une procédure de comparaison qui consiste à combiner à la fois les sources de données (audio, vidéo), les observateurs-chercheurs (et leur interdisciplinarité), les schémas théoriques de référence, et les méthodes (paradigme qualitatif/quantitatif par exemple) pour corroborer des résultats et montrer qu'on va dans le même sens. Cela donne un « intervalle de confiance » et permet de minimiser les biais d'interprétations inhérents à la recherche qualitative(108).Elle favorise la convergence de points de vues en les multipliant pour représenter et interpréter au mieux la réalité. Elle permet d'accroitre la confiance dans les résultats, d'élargir la compréhension d'un phénomène, de confronter ou intégrer différentes théories ou hypothèses(107)(109). En médecine, la triangulation est un mode opératoire que l'on fait sans le savoir quand on confrontela pratique clinique à des examens para-cliniques qui confirment ou pas un diagnostic.

La triangulation peut être considérée aussi comme une technique méta-synthétique qui « cristallise » différents éléments préexistants en une nouvelle création issue de cette combinaison qui enrichit la recherche et permet une compréhension plus approfondie(109).

Enfin la triangulation peut se faire au niveau du chercheur-thérapeute de l'étude en prenant en compte le Y de Chenail (110) par une confrontation permanente entre expérience clinique, recherche bibliographique et données de l'étude. Ce Y symbolise la délimitation des 3 domaines qui se confrontent chez le chercheur-thérapeute et permettent de donner du sens au travail de recherche : l'expérience clinique de terrain, son expérience de chercheur et ce qui est déjà connu du phénomène étudié dans la littérature.

En général, le chercheur-thérapeute se fait une idée du phénomène étudié par autoréflexion qui prend sens dans sa pratique. Il la confronte aux données de la littérature et aux perceptions d'autres chercheurs-thérapeutes, ce qui construit un nouveau sens. Les données de sa recherche vont se confronter à ces 2 expériences en questionnant la cohérence et la crédibilité. Cette triangulation va permettre de construire un nouveau sens et une nouvelle compréhension du phénomène étudié.

L'intérêt du chercheur-thérapeute de l'étude DEADIEM pour le concept d'ACP provient d'une rencontre avec des enseignants-chercheurs québécois il y a plus de 10 ans. Cette rencontre faisait suite à une pratique clinique fondée sur une formation à l'approche centrée sur la personne inspirée de la psychologie humaniste de C Rogers, une formation au psychodrame analytique et une réflexion-participation à des groupes Balint. Cet intérêt s'est prolongé dans un enseignement universitaire de la relation médecin patient, l'ACP, l'entretien motivationnel et l'organisation de groupe de Parole proche des groupes Balint.

Nous avons déjà effectué une triangulation entre données quantitatives biomédicales et données qualitatives de satisfaction et de réalisation des objectifs par les patients pour évaluer et catégoriser les résultats en échec-faible, intermédiaire-modéré ou bon symbolisés par un code couleur.

Nous proposons de trianguler les données de DEADIEM avec les 3 modèles théoriques MTT-SEP, transactionnel et interactionnisme symbolique.

1.Triangulation des données avec le MTT et le SEP

1.1 Processus expérientiels et comportementaux

Dans l'étude DEADIEM, 5 des 6 processus expérientiels cognitivo-émotionnels ont pu être repérés. Seule la libération sociale n'a pu être mise en œuvre. Ce n'était pas l'objectif de DEADIEM qui ne proposait pas de prise en charge sociale et des ressources externes.

Tableau 11 : Résumé des différents processus de changement retrouvés dans le discours des patients

	PC	SE	RE	RS	LS	RA	AC	CIP	CC	RM
A	+			+						
B	+						+			
C										
D	+	+		+	+	+	+	+	+	
E	+					+	+			+
F				+		+	+			
G	+			+	+	+	+	+		+
H						+	+			+
I	+		+			+	+		+	
J	+	+				+	+			

Les Processus expérientiel cognitivo émotionnel : PC la prise de conscience ; SE soulagement émotionnel ; RE réévaluation de l'environnement ; RS la réévaluation de soi, LS libération de soi

Les Processus comportementaux : RA relation d'aide ; CC contre- conditionnement ; AC l'autocontrôle ; CIP le contrôle interpersonnel; RM le renforcement du maintien

DEADIEM a permis de repérer principalement 3 processus cognitivo-émotionnel (la prise de conscience, le soulagement émotionnel et la réévaluation de soi) et 3 processus comportementaux (la recherche de relation d'aide, l'autocontrôle « faire attention » et le renforcement du maintien) chez 3 à 8 patients. Les autres processus (la réévaluation de l'environnement, la libération de Soi, le contre-conditionnement ont été retrouvés de manière moins fréquente (chez 1 à 2 patients). Ceci peut être dû à la faiblesse de l'échantillon et un manque de saturation des données. Parmi les 6 patients qui ont eu de bons résultats, on a observé de 3 à 8 processus de changement. Pour Mme J, on a observé 4 processus à l'œuvre alors que nous l'avons classé dans les résultats moyens du fait de l'incertitude liée à l'introduction d'un ADO. Peut-être que ces bons résultats cliniques peuvent être mis plus sur le compte de processus de changement lors de DEADIEM que sur la prise du médicament ?

Quel lien retrouve-t-on entre processus de changement et stade de changement dans DEADIEM ?

Chez Mr C, nous n'avons observé aucun processus à l'œuvre, ce qui le situe bien à un stade pré-contemplatif. Chez Mr A, nous avons repéré 2 processus cognitivo-émotionnels (la prise de conscience et la réévaluation de soi)et pas de processus comportementaux, ce qui le situe bien à un stade contemplatif.

Tous les autres patients ont décrits des processus comportementaux correspondant à des stades d'action-maintenance. Mais l'on retrouve aussi une intrication avec des processus cognitivo émotionnels expérientiels dans le cadre de l'expression de leur expérience vécue.

Prochaska (40) lui-même a remarqué cette intrication des processus. Pour les valider dans leur contexte de changement, il a mené des études transversales et surtout observationnelles longitudinales chez des fumeurs, des patients alcooliques ou des patients obèses qui voulaient perdre du poids. Il a constaté que ceux qui changeaient par eux-mêmes, les « self changer », utilisaient des processus adaptés à la contemplation (comme la prise de conscience et réévaluation de Soi) au moment où ils sont en action. Ils modifiaient leur comportement en améliorant leur information de même qu'ils utilisaient des processus liés à l'action (autocontrôle, renforcement du maintien, contre conditionnement) dans des phases de contemplation ou préparation et parfois changeaient de comportement sans être informés. Les changements se faisaient souvent après plusieurs cycles. On peut émettre cette hypothèse pour Mr A qui a parlé de manière évocatrice, comme un « self changer », de son arrêt tabac survenu du jour au lendemain. Ceci pouvait laisser augurer une ouverture possible vers des changements ultérieurs qui ont d'ailleurs été confirmés par son médecin traitant 3 ans après.

1.2 Prendre en compte le concept de Soi, le sentiment d'efficacité personnelle (SEP) et la conscience de Soi

Cette étude a été source de SEP pour les six personnes (Mr D, Mme E, Mme F, Mr G, Mme H, Mr I)qui ont vécu une expérience de maitrise positive qui leur a permis de se sentir capable d'agir efficacement pour modifier leur comportement. L'objectif du médecin est donc de faire vivre des expériences positives. Mais pour qu'elles réussissent, il faut éviter de se fixer des objectifs trop ambitieux.

Une seule patiente (Mme B) a utilisé l'expérience et les ressources externes de son entourage pour suppléer son expérience directe (expérience vicariante modélisante).

Plusieurs personnes (Mme E, Mr G, Mr I) ont exprimé le besoin d'être stimulées par leur médecin qui devait jouer un rôle d'activation facilitateur de changement en étant persuasif et impliqué.

Dans l'expression de leur vécu, plusieurs personnes ont créé du lien entre leurs symptômes corporels et leurs sentiments - émotions (Mr G, Mme J).

A l'inverse, l'état dépressif de Mr C ne lui donnait aucun SEP.

2. Triangulation des données avec le modèle transactionnel

Nous pouvons synthétiser les résultats de DEADIEM obtenus dans ce tableau en reprenant la version intégrative transactionnelle biopsychosociale de Bruchon en tant que modèle explicatif telle que nous l'avons définie dans le chapitre cadrage théorique(50).

Nous avons mis un (+) quand les critères « situation-problème-maladie » du modèle étaient favorables et satisfaisants pour la santé du patient dans une approche globale : une situation biomédicale satisfaisante, des dispositions psychologiques et une situation sociale favorables, une perception non stressante du diabète, un lieu de contrôle perçu interne, une perception de soutien social, l'existence d'un coping, des critères biologiques et de qualité de vie satisfaisants pour le patient. Le (-) repère des critères de « situation-problème-maladie » défavorables à la santé du patient. Nous avons décrit des situations intermédiaires par un +/-. L'ensemble de ces critères peuvent conduire à un diagnostic élargi et approfondi de « situation-problème-maladie ».

Tableau 12 : analyse transactionnelle biopsychosociale selon le modèle intégratif de Bruchon

	ATCD bio	Psycho	Social	Perception DT2	Contrôle Perçu	soutien	Coping émotionnel	Coping Centré problème	Critères bio	QDV
A	+	+	-	+/-	LCI (+LCE)	+	+	-	-	+
B	+/-	+	+	+/-	LCI	+	-	+	+/-	+/-
C	-	-	+/-	-	LCE	+	-	-	-	-
D	+/-	+	+	+	LCI	+	+	+	+	+
E	-	+	+	+	LCI	+	-	-	+	+/-
F	+	+	+	+/-	LCI	+	-	-	+	+
G	+	+/-	-	+	LCI	+	-	-	+	+
H	+/-	+/-	+/-	+/-	LCI (+LCE)	+	+	+	+	+
I	+/-	+/-	+	+	LCI	+	+	-	+	+
J	+	+	+	+/-	SEP -	+	+	+	+	+

LCI : Lieu de Contrôle Interne, LCE : Lieu de Contrôle Externe, SEP : Sentiment d'Efficacité Personnelle

Pour 2 patients, ce modèle s'est révélé quasi « pur » dans un sens de diagnostique élargi et approfondi. Un des 2 patients en échec (Mr C) illustre bien cette dynamique transactionnelle intégrative à prédictivité et résultats négatifs : une histoire de vie problématique, un passé douloureux, une représentation exogène et lieu de contrôle externe, une relation conjugale et médicale difficile, un coping émotionnel défensif d'autodérision, cynisme, minimisation, aucun sentiment d'efficacité personnelle, aucune capacité de d'autocontrôle et aucune motivation au changement. Il ne se ressentait même pas dépressif alors qu'il l'était probablement avec un sentiment d'inutilité, un manque d'envie et de plaisir à vivre, une irritabilité, un sentiment de rupture et de perte de capacité avec l'apparition des complications du diabète, un manque de confiance dans les médicaments, et une attente de la mort pour honorer le « contrat de maladie » si possible rapidement et sans souffrir.

A l'inverse, on retrouve une illustration de ce modèle dans un sens de prédictivité et résultats positifs chez Mr D qui avait un diabète déséquilibré au départ mais des dispositions psychologiques positives « salutogènes » avec une vie pleine d'envie et un contexte social favorable, une perception du diabète comme un stress positif qui pousse à agir, des représentations du diabète qui donne une LCI +, un coping émotionnel qui joue un effet protecteur. On a retrouvé surtout un coping centré sur la résolution de problème, des processus favorable au changement, des expériences vécues de réussite qui donnent un SEP et des résultats cliniques et de qualité de vie positifs.

Pour les autres patients, le modèle reste partiellement explicatif et prédictif et ne doit pas être appliqué de manière mécanique. Mme H se rapproche de Mr D malgré des antécédents biopsychosociaux plus défavorables. Mr A était certes en échec à l'évaluation au bout de 3 mois. Son coping émotionnel défensif rejoignait celui de Mr C avec une mauvaise estime de soi, une situation sociale précaire une perception problématique du DT2 mais un vécu positif de la vie, une représentation endogène, un lieu de contrôle interne, un SEP + quand il avait réussi à arrêter le tabac et un bon soutien social. Il avait progressé dans son stade de motivation avec une prise de conscience, un début d'effort laissant un espoir de changement qui a été confirmé par son médecin traitant pas la suite. A l'inverse, Mme E avait de bons antécédents psychosociaux, une bonne perception de son DT2, un contrôle perçu +, un bon soutien social, un bon contrôle de ses critères clinique. Par contre au niveau des résultats, elle avait une mauvaise qualité de vie liée à ses antécédents médicaux problématiques. Pour Mme J. il lui manque uniquement un SEP pour être dans une dynamique transactionnelle et biopsychosociale positive.

3. Triangulation avec le modèle interactionniste symbolique

La rencontre entre le médecin et son patient est une interaction symbolique dans un champ mutuel d'influence. Chacun joue un rôle dans un cadre social prédéfini. Chacun s'implique avec des attentes réciproques et une prise en compte des perspectives de l'autre. Le Moi du patient DT2 sait qu'en tant que patient DT2, il « doit faire son régime » et que son médecin attend cela de lui. Mais le « Je » du patient fait ou ne fait pas ce que lui recommande son médecin. A chaque instant, dans l'interaction, chacun se positionne par rapport à l'autre à la fois en tant que personne mais aussi « personnage-façade symbolique » en s'ajustant et rééevaluant ses propres perspectives et attitudes par rapport à celles de l'autre.

L'étude DEADIEM a repéré cette « dramaturgie médicale » (en référence avec la « dramaturgie sociale » de E Goffman) où les représentations « personnages » de chacun des protagonistes médecin-patients sont en interaction symbolique, en compréhension commune ou pas, en concordance ou discordance, en ouverture ou fermeture, dans une alliance thérapeutique satisfaisante ou pas. MGF3 a même parlé d'une interaction « façonnante ».

Les 3 interactions MGF1/ Mme B, MGF2 /Mme F et MGF3 / Mr G représentaient un « Terrain d'entente-Compréhension commune » satisfaisant avec une bonne alliance thérapeutique et une relation de confiance, des sentiments de sympathie permettant une bonne relation transférentielle. On peut remarquer que les 3 médecins traitants répondaient aux attentes de cadre thérapeutique et de besoin d'un médecin « cadrant-stimulant ». Cependant MGF1 avait du mal à voir son coté autoritaire et MGF2 refusait un rôle paternaliste. MGF3 riait sur son coté cadrant mais se sentait bien dans ce rôle.

Les 3 interactions MGF1 /Mr A, MGF1/ Mme H MGH2 /Mr I ont été placées en position intermédiaire plus problématique sur le « Terrain d'entente-Compréhension commune ». Mais l'alliance thérapeutique et la relation de confiance étaient bonnes dans un contexte d'ouverture susceptible d'évoluer positivement. Dans l'interaction MGF1 /Mr A, le problème venait plutôt de l'attitude défensive bien repérée par son médecin et confirmée lors de l'intervention DEADIEM alors que dans l'interaction MGF1/ Mme H, la relation transférentielle a bien été décrite comme plutôt problématique par MGF1. Dans l'interaction MGH2 /Mr I, la compréhension commune était limitée par une délégation de tache de la prise en charge du diabète par l'endocrinologue.

Dans les 4 interactions MGF1/ Mr C, MGH1/ Mr D, MGF2/Mme E etMGH2/Mme J, le « Terrain d'entente-compréhension commune » était plutôt discordant, fermé, avec une alliance thérapeutique problématique. Mr C était enfermé dans son état dépressif et une attitude défensive bien repérée dans l'étude, provoquant un contre transfert perçu comme difficile à maitriser par son médecin. Dans l'interaction MGH1/ Mr D, l'incompréhension commune dominait avec des représentations « personnages » Dr Régime Comprend rien /Mr Enfant Châtrant qui enfermait dans une relation transférentielle problématique difficile à maitriser. Lors de l'intervention DEADIEM, Mr D a bien reconnu de manière autocritique sa part dans ce blocage en se comparant à un *« gosse mal élevé »* qui n'avait pas bien écouté les explications du « *maître d'école* » à cause de ses préoccupations. MGH1 a de manière authentique reconnu son attitude trop « jugement de valeur » et trop défensivement interprétatif « psychologisant ». Dans l'interaction MGF2/Mme E, la représentation personnage « Cause toujours, Cause perdue » du médecin traitant était bloquante sur le plan contre transférentielle pour le médecin traitant l'empêchant de voir, malgré tout, les progrès de Mme E qui, de son côté, a manifesté plutôt de la confiance en son médecin. Pour ces deux dernières dyades interactionnistes, DEADIEM a pu jouer un rôle de « tiers médiateur » permettant une réflexivité et une « méta communication » (communication *sur* la communication, qui va « au-delà » de la communication simple) avec les médecins traitants source de progression dans la prise en charge. Dans l'interaction MGH2/Mme J, les difficultés relationnelles transférentielles n'ont été que rapidement effleurées. Les réflexions « jugement de valeur » de MGH2 le laissaient entrevoir mais n'ont pas été approfondies. Mme J n'a pas parlé de sa relation à son médecin.

Interaction, processus de changement et processus coping

Le concept de « conscience de soi »(57) permet de comprendre comment les processus cognitivo-émotionnels et comportementaux de changement du MTT et processus « coping » peuvent s'articuler dans l'interaction. Dans le cadre de l'éducation thérapeutique, le professionnel va sensibiliser aux risques du diabète par sa démarche explicative (« Prise de conscience »). Pour réduire les risques, il va proposer des conseils hygiéno-diététiques qui visent des changements de comportement qui peuvent être perçus par le patient diabétique de type 2 comme des processus normatifs « idéaux ». Le patient va auto-évaluer ses capacités à réduire (ou pas) la divergence entre ces conseils hygiéno-diététiques proposés par le médecin et le comportement réel du « je », ce qui va provoquer des messages d'alerte émotionnels. S'il s'en sent capable (SEP+), il va réduire la divergence et se mettre en conformité à la norme idéale avec des réactions de « soulagement émotionnel » positives. L'impossibilité de réduire la divergence entre les conseils hygiéno-diététiques proposés par le médecin et le comportement réel du « je » va provoquer une dissonance cognitive, un conflit socio cognitif et un ressenti émotionnel négatif que le patient va tenter de réguler en modifiant plutôt son ressenti par un coping émotionnel défensif comme nous l'avons observé chez Mr A ou Mr C. Par contre, si le changement proposé rejoint les valeurs du « moi » (« réévaluation de soi et de l'environnement ») et devient norme personnel (« protéger sa famille » de Mr A, « bien vivre en s'autocontrôlant » de Mr D, « repenser à soi » de Mme F « prendre soin de soi » de Mr G, « mieux accepter son diabète » de Mme H, « soulager sa femme » de Mr I), la régulation se fera par un changement de comportement.

Faire émerger la divergence, l'ambivalence, les dissonances cognitives dans le discours changement, provoquer des conflits sociocognitifs peuvent faire évoluer cette « conscience de soi » dans le cadre d'un entretien motivationnel (45)(80). Nous avons retrouvé cette situation chez Mme H qui a exprimé beaucoup d'ambivalence, de divergences, de contradictions et dissonances et à moindre degré chez Mr A, Mr D, Mr G et Mr I.

Interaction et dynamique systémique

Dans une logique systémique, chaque séquence de communication est un échange d'informations et de « méta information » (information *sur* l'information, qui va « au-delà » de l'information simple) avec interaction entre chaque séquence(90). Pour que la communication soit complète, il faut que chacun possède la même quantité d'informations et comprenne la même chose en « méta communication ». Chacun va ponctuer la séquence de son propre point de vue en raisonnant en terme de cause à effet alors que chacun est à la fois cause et effet de manière circulaire. L'interaction MGH1-Mr D pourrait illustrer ce système d'interaction. On peut imaginer le dialogue de sourd qui pourrait s'engager entre les 2 « personnages » Dr Régime et Mr Châtrant. « Je ne change pas car le Dr régime me prend pour un farfelu » interagit en boucle avec « Gros monsieur châtrant ne peut pas changer à cause de son immaturité ». Dans l'esprit de MGH1, le changement doit venir de Mr D qui doit devenir un adulte mature raisonnable qui observe les recommandations diététiques et ne met plus en échec systématiquement ses conseils. Dans l'esprit de Mr D, le changement doit venir de son médecin qui doit adopter une attitude moins « régime », vécue comme répressif et difficile à faire, et ne plus le considérer comme « incapable immature ». Ce type de changement est décrit comme changement de type 1. Il repose sur le « bon sens » qui présuppose que « toujours plus de la même chose », comme par exemple des informations ou des conseils du style « Y'a Qu'à...Faut que… »,permet de changer. Ces représentations « personnages » rendent tout changement impossible tant que les 2 protagonistes ne se mettent pas en position de « métacognition » et modifient leur cadre de référence dans le cadre d'un changement de type 2. Ce changement « méta » ne peut provenir que de l'extérieur et est difficile à comprendre dans le système lui-même (« On ne peut pas voir son corps entier avec ses propres yeux »). Il faut comprendre le problème et sa logique pour sortir d'un système de penser qui aggrave le problème. Le changement 2 s'attaque aux effets (le quoi, le comment ?) plus qu'aux causes (le pourquoi). Comme dans les analyses fonctionnelles des TCC (81), la situation problématique est à considérer en tant que telle. Qu'est ce qui se passe ici et maintenant ? Quels sont les problèmes ? Comment fonctionne la situation actuelle ? On n'interroge pas le « pourquoi en est-on arrivé là ? » qui interpelle un passé qui n'est plus là pour changer. Le changement 2 permet de sortir du cadre (90).

Dans l'étude DEADIEM, nous avons pu observer que les changements s'opèrent chez Mr D quand le cadre de référence et relationnel change (comme l'intervention de la remplaçante ou d'un diététicien) même si ces changements sont difficiles à maintenir. L'intervention extérieure « médiatrice » DEADIEM a permis un certain déblocage. Ces interventions permettent de sortir du cadre d'un système fermé où la ponctuation de la séquence des faits tourne en causalité circulaire. Malgré sa position « méta », l'intervention DEADIEM n'a cependant permis aucun changement chez Mr C montrant les limites d'une intervention ponctuelle d'ACP dans le cadre d'une dépression sévère « désespérante ». Un système interactionniste qui passe uniquement par des changements de type 1 interne sans effectuer de changement de type 2 reste dans un « jeu sans fin ».

Nous avons retrouvé une variété de cas de figures interactionnistes qui illustre la diversité que l'on peut rencontrer en pratique clinique. Cette approche interactionniste symbolique semble intéressante car elle interpelle le 3 composantes de l'ACP : la compréhension commune, la relation médecin malade et la réflexivité du médecin dans sa résonance affective et sa relation transférentielle.

Nous avons proposé une analyse illustrative d'approche globale ACP de Mr D et de son interaction avec son médecin traitant en annexe 4 et analyse synthétique récapitulative par patient des facteurs favorables et défavorables au changement en annexe 5.

Chapitre 7 : Proposition de modélisation de l'ACP comme système thérapeutique intégrateur d'autres modèles

Ce système ACP a un effet thérapeutique parce qu'il favorise 6 facteurs communs à tout processus thérapeutique(76) :

- Développer une relation thérapeute-patient permettant un climat de compréhension empathique et une alliance thérapeutique.
- Faire vivre une expérience cognitive (à travers une démarche explicative et informative par exemple) et émotionnelle qui donnent du sens.
- Mobiliser et porter attention aux émotions.
- Faire réfléchir sur « Soi » pour augmenter le sentiment d'efficacité personnel, l'estime de Soi et l'autocontrôle.
- Accroître la motivation et les attentes d'aide.
- Faire pratiquer pour acquérir de nouvelles capacités(à travers les conseils hygiéno-diététiques par exemple).

Ce modèle éclectique est intégrateur d'autres modèles avec des passerelles communes. Nous avons vu qu'il permet d'enclencher 9 des 10 processus du MTT, majoritairement 6 d'entre eux :la sensibilisation-prise de conscience, le soulagement émotionnel, la réévaluation de Soi, la relation d'aide, l'autocontrôle et le renforcement du maintien. Nous pouvons remarquer les liens de proximité de ces 6 processus avec les 6 facteurs communs à l'effet thérapeutique :

- La sensibilisation-prise de conscience se fait dans le cadre d'une expérience vécue cognitivo-émotionnelle.
- Le soulagement émotionnel survient dans le cadre d'une mobilisation des émotions.
- La réévaluation de Soi résulte d'un travail valorisant le Soi et le SEP .
- La relation d'aide parles attitudes du professionnel et son climat thérapeutique favorise la motivation et les attentes.
- L'autocontrôle fait partie du travail comportemental sur Soi à faire pratiquer au quotidien.
- Le renforcement du maintien du changement valorise l'encouragement à agir, développe le SEP et renforce la motivation.

Ce système thérapeutique permet d'affronter toutes sortes de situations ou problèmes biopsychosociaux grâce à sa dynamique transactionnelle. Nous avons remarqué les liens entre le modèle transactionnel intégratif de Bruchon dérivé de Lazarus et Folkman et la dimension approche globale biopsychosociale de l'ACP. La dimension auto-évaluation de la situation (« stress perçu ») du modèle transactionnel est assez proche de l'exploration de la perspective du patient, le VRAI de l'ACP. Le « contrôle perçu » est un travail d'autoévaluation de Soi et du SEP et le soutien social intègre l'attente et la recherche d'une relation d'aide. La dimension « Coping » renvoie aux capacités d'adaptation et d'ajustement des patients avec sa dimension émotionnelle et défensive (à prendre en compte dans le travail sur Soi, l'ambivalence, la balance décisionnelle) et sa dimension centrée résolution de problème.

Nous pouvons proposer une reconfiguration de l'architecture systémique du modèle ACP et de ses composantes. Les deux premières composantes de l'ACP sont liées et complémentaires. La narration de la perspective profane VRAI du patient donne toute sa dimension anthropologique à la prise en charge médicale. Elle permet de dégager le cadre de référence du patient, ce qui a de la valeur et du sens. L'approche globale biopsychosociale permet d'intégrer cette dimension anthropologique dans le cadre d'un « diagnostic » approfondi dépassant le cadre strictement biomédical, élargissant le raisonnement clinique en améliorant son évaluation prédictive et orientant vers un travail sur Soi.

Les deux composantes de l'ACP « dégager une compréhension commune » et « valoriser la relation » sont elles aussi très complémentaires : le terrain d'entente-compréhension commune est un objectif qui valorise la relation, contribue largement au processus et l'alliance thérapeutique et au travail sur Soi.

Favoriser la promotion de la Santé est un objectif important de l'ACP quand il est partagé avec le patient dans le cadre d'une réalisation de Soi réaliste et pas uniquement dans la réalisation d'une norme médicale idéalisée de la Santé en soi.

La dernière composante « le médecin comme personne » est essentielle pour une vision dynamique, impliquante et « balintienne » du médecin comme « Remède » dans ce système thérapeutique. Elle valorise les 3 R de la compétence réflexive du médecin : son Raisonnement d'approche globale biopsychosocial et contextuel, sa Résonance émotionnelle qui lui permet d'adopter une attitude thérapeutique empathique et reconnaitre les mécanismes transférentiels et le Réalisme dans la gestion du temps et sur ses propres limites.

Conclusion-synthèse ACP modèle systémique

L'Approche Centrée Patient peut être considérée comme un modèle systémique thérapeutique mettant en alliance thérapeutique deux experts. La perspective du médecin interagit avec la narration de la perspective profane du patient (VRAI) en rétroaction réciproque dans une relation thérapeutique complexe faite d'expérience vécue, d'interaction symbolique, d'implication motivationnelle, de résistance et d'ambivalence face au changement, de communication cognitivo-émotionnelle, de compréhension commune pour mieux partager les décisions. Cette relation thérapeutique fait réfléchir sur Soi. Elle se construit à la fois dans le temps d'une consultation de premier recours, dans l'espace d'un cabinet médical et d'un contexte socio-environnemental mais aussi dans le temps thérapeutique de la continuité des soins et du suivi en coordination avec d'autres spécialistes. Ce modèle d'Approche Centrée Patient permet de comprendre et d'affronter toutes sortes de situation-problème biopsychosocial par sa dynamique transactionnelle et son approche globale contextuelle. Ce système thérapeutique permet de créer un environnement didactique de communication « méta » qui peut faire évoluer le cadre de référence. Sa dimension systémique permet d'en dégager une dynamique cohérente et lui donne un sens qui valorise la compétence thérapeutique du médecin « en tant que personne » réflexive et réaliste sur ses limites. Ce modèle peut faire l'objet d'un enseignement d'approche par compétence avec des méthodes pédagogiques adaptées. Ce concept offre aussi un terrain de recherche qui valorise la pratique de la discipline médecine générale et qui bénéficie d'un partage de connaissances et de reconnaissances au niveau international.

Figure 2 Modèle de l'Approche Centrée Patient

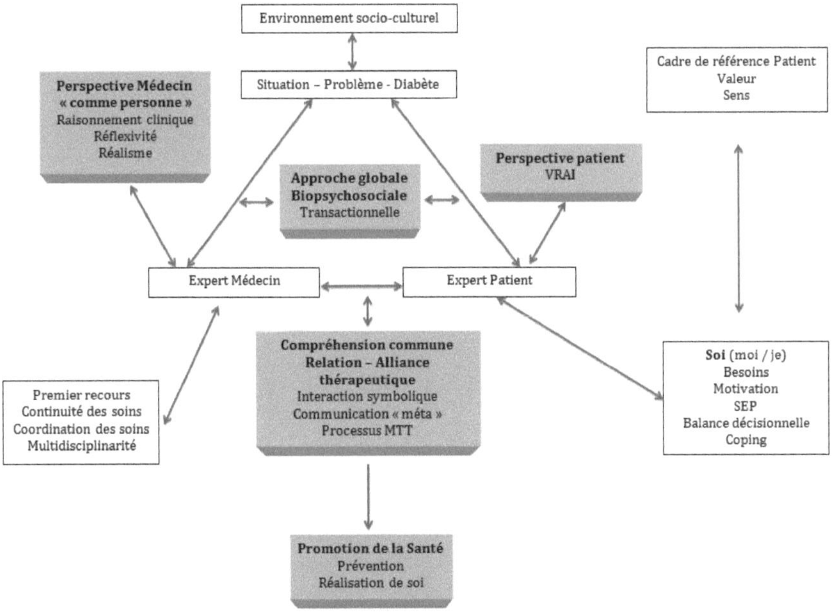

Au total, ce système thérapeutique intègre bien les trois dimensions de la fonction soignante de chaque médecin (Cure-Care -Heal) en identifiant ses complémentarités en fonction du contexte. La situation clinique de prise en charge du patient diabétique de type 2 revalorise la fonction thérapeutique « Care-Heal » et la pharmacologie humaine du « remède médecin » et relativise la fonction thérapeutique technicienne « Cure » de la médecine survalorisée dans notre système de soin.

Chapitre 8 : Discussion

1. Résumé des principaux résultats

Dans DEADIEM, l'expression de la perspective VRAI du patient par la narration a donné de la valeur et du sens à l'expérience vécue. Elle a ouvert sur un travail sur Soi cognitivo émotionnel et une mobilisation des capacités réflexives. Elle a permis l'expression d'un discours-changement défensif, de résistance, d'une balance décisionnelle, de divergence-dissonance-contradiction et de stratégie d'adaptation et d'ajustement. Elle a fait émerger des processus expérientiels cognitivo-émotionnels et comportementaux qui accroissent la motivation au changement par la prise de conscience, le soulagement émotionnel, la réévaluation de soi, la libération de soi, la recherche de relation d'aide, l'autocontrôle, le contre-conditionnement et le renforcement du SEP.

La dynamique transactionnelle confrontée à la perspective biomédicale du médecin et la perspective profane du patient, a permis une approche globale biopsychosociale avec un diagnostic élargi et approfondi de la situation-problème-diabète.

Le style relationnel du médecin et du patient comme « personne-personnage » promoteur d'interaction symbolique a pu être mobilisateur ou freinateur pour le changement du patient.

Les médecins « comme personne » ont pu pratiquer une réflexivité sur leur « pharmacologie » comme « remède médecin», éprouver des résonances affectives et reconnaître les difficultés de la relation transférentielle.

2. Points forts de cette étude

Il s'agit d'une première tentative en France de comprendre de manière phénoménologique le fonctionnement et la dynamique thérapeutique de l'ACP dans sa globalité. En mettant en situation une démarche éducative, nous avons créé une expérience vécue proche de la pratique clinique et observé ce qui se passe comme un biologiste peut observer la vie à travers son microscope. Le travail de triangulation a permis de se mettre en position « méta ». Même si ce type d'étude qualitative phénoménologique ne peut prétendre à la généralisation des résultats, le cadrage théorique a fourni une richesse conceptuelle qui lui permet une validité et une crédibilité.

Nous avions déjà participé à des études qualitatives par « focus group » sur la décision médicale partagée, la relation médecin malade mais jamais sur la globalité de l'ACP. S'intéresser aux interactions systémiques entre toutes les composantes du modèle permet de comprendre son mode de fonctionnement et ce qui active le processus thérapeutique dans sa globalité. Nous avons pu répondre à nos questions de recherche.

DEADIEM pouvait s'apparenter à une « Recherche action intervention » par son côté situation expérimentale, « expérience de terrain » avec des « acteurs » patients que le chercheur a accompagnés dans un cadre se rapprochant de la réalité du terrain clinique. Le travail de validation « member checking » a poussé à la réflexivité et à la mise en questionnement chez4/5 des « acteurs » médecins au delà des entretiens. Mais la comparaison s'arrête là car l'étude n'a pas été conçue dès le départ selon cette méthodologie.

Cette étude compréhensive phénoménologique a une validité « pragmatique » car elle pourra être utile et déboucher sur des actions de formation et d'enseignement dans une optique d'amélioration des pratiques sur le plan relationnel entre médecin et patient. Elle pourra aider à cerner des champs de recherche. Sur le plan éthique, elle profite aussi bien aux médecins qu'aux patients.

Le modèle ACP est mal connu en France et l'existence de cette étude permettra de le populariser.

Elle pourra faire l'objet de publication car elle a généré beaucoup de données. On pourra mettre le focus sur l'émergence des processus de changement, les acquisitions de compétences et l'interaction relationnelle symbolique.

3. Limites et biais de l'étude

3.1 Biais d'investigation lié au chercheur

L'interne (PED) dans l'intervention DEADIEM avait été formé à l'entretien comme cela a été exposé dans la partie méthodologie mais avec une expérience professionnelle encore limitée. Le guide d'entretien a été un outil utile comme « fil rouge garde-fou » adapté à l'aspect opérationnel d'une intervention d'ACP modélisée standardisée et reproductible.

L'expérience dans la conduite d'entretien du thésard d'Université (AM)était plus importante du fait de sa participation antérieur à des travaux de recherche qualitative. Sa pratique clinique faite d'une conviction « bienveillante » vis à vis de l'ACP a pu inconsciemment influencer en partie sa conduite d'entretien. Mais il a tenté de garder le cap d'une écoute empathique associée à la nécessaire distance critique du chercheur professionnel et à la triangulation des données par le cadrage théorique qui oblige à se mettre en position « méta ». La conception du guide d'entretien des médecins traitants a évolué et s'est adapté à l'orientation « spontanée » de l'entretien. Par exemple, avec MGH1, le focus s'est très vite centré sur sa relation problématique et son interaction symbolique avec Mr D. L'interaction de MGH2 avec Mr I a eu du mal à être explicité car le suivi spécialisé de Mr I rendait les perceptions plus distanciées. Par contre, l'entretien avec MGH2 a plus abordé les aspects techniques de communication qui étaient ses points forts mais moins impliquants.

3.2 Biais d'échantillonnage

Les 10 patients ne représentaient pas une population suffisante pour atteindre une saturation des données sur les thématiques qualitatives explorées prises isolément. Par exemple, si la question de recherche s'était focalisée sur l'étude qualitative des perspectives des patients dans le cadre de la prise en charge de leur diabète, DEADIEM ne pouvait pas prétendre à la saturation des données. Il en est de même pour les médecins si on voulait explorer leurs représentations sur l'éducation thérapeutique par exemple. Mais la saturation des données n'est pas le meilleur critère de validité d'une étude et ne doit pas être érigée en dogme.

La représentativité des patients peut être aussi critiquée. Nous n'avions que deux patients au stade de complications. La proportion de 4/10 patients bien équilibrés était peut-être trop forte. Mais dans l'ensemble, l'échantillon des patients était assez diversifié sans être représentatif.

La faiblesse de l'échantillon du côté médecin était plus visible. Trois MG étaient des généralistes enseignants pas forcément représentatifs du médecin généraliste "en général". Mais les deux autres MG, ni Maitres de stage ni enseignants, ont permis un certain rééquilibrage. Le fait que les trois MG enseignants connaissaient l'investigateur a pu entrainer un biais de déclaration avec le risque d'un discours "bienveillant" conforme aux attentes ou valeurs du chercheur perçu par les interviewés (selon les principes de l'interactionnisme symbolique...).

La forme d'entretien « conversationnel » a permis de jouer son rôle de brise-glace, favorisant une baisse des attitudes défensives. Même si certaines réponses étaient conformes aux recommandations de bonnes pratiques relationnelles et communicationnelles, les capacités réflexives, le discours réaliste sur les difficultés et obstacles, le discours narratif sur des situations vécues concrètes et l'expression de distance autocritique par un « rire sur soi » fréquent chez les interviewés semblaient être en congruence avec une pratique clinique authentique.

Cette échantillonnage ne pouvait permettre de généraliser mais il a atteint l'objectif de l'étude de comprendre le fonctionnement de l'ACP.

3.3 Biais de recrutement

2 patients (Mr I et Mme J) ont été recrutés directement par l'interne thésard dans le cadre d'un remplacement chez MGH2. L'interne s'est retrouvé identifié comme soignant. Mais les autres patients ont eu tendance à considérer l'interviewer DEADIEM comme un soignant plus que comme un « phénoméno-anthropologue » de la santé, ce qui peut très bien s'intégrer dans l'optique « pragmatique » de l'étude DEADIEM.

3.4 Biais d'interprétation (Fiabilité, validité, crédibilité)

Notre classement en 3 catégories vert, orange, rouge peut être contesté. Notre objectif était de symboliser de manière visuelle les résultats à court terme de l'intervention. Nous avons mis dans la même catégorie rouge Mr A et Mr C mais l'analyse globale a pu mettre en évidence un espoir de progression chez Mr A avec quelques "feux" oranges et même verts dans l'analyse qualitative alors que tous les « feux » étaient aux rouges chez Mr C. Ceci a été confirmé par son médecin traitant MGF1 qui a noté la progression de Mr A lors de son entretien. Par contre MGF1 nous a annoncé le décès de Mr C survenu quelques années après DEADIEM, décès qui était pratiquement prévisible dans son discours pathétique et morbide.

Si nous reprenons le cas de Mme J, ses résultats cliniques quantitatifs autant que l'analyse qualitative pouvaient la placer dans le groupe vert des bons résultats. Mais l'introduction de la Metformine dans l'intervalle offrait un biais évident dans les bons résultats cliniques observés à 3 mois. Nous avons préféré la classer en orange. A l'inverse, nous avons hésité à classer Mme H en vert car ses résultats cliniques étaient contradictoires. Mais l'analyse qualitative a permis de montrer la réalité de sa progression.

Cette étude DEADIEM comprenait aussi un aspect quantitatif avec des résultats chiffrés au bout de 3 mois. On ne peut pas dire de manière péremptoire que l'amélioration des chiffres reflétait le succès de DEADIEM. Nous pouvons simplement l'admettre comme une hypothèse plausible. La fiabilité (reproductibilité) des données a été testée par une ré-analyse du discours des patients avec l'aide du logiciel NVIVO. Globalement, l'analyse descriptive du vécu, des attentes et des préférences a été stable dans le temps (diachronique). Quelques représentations ont été réinterprétées. Par exemple se représenter le diabète comme un « dérèglement métabolique » ou « lié au stress » ou à « surconsommation de sucre » ou « un excès d'aliments trop riches » avait été étiqueté comme exogène dans un premier temps alors que la représentation pouvait s'interpréter plutôt comme fonctionnelle.

La comparabilité (synchronique) des discours des patients et des médecins sur la compréhension commune et l'alliance thérapeutique dans l'interaction symbolique est un des grands intérêts de cette étude. Les représentations « personnages »exprimées par les médecins ont fait l'objet d'un questionnement spécifique. Ceci n'avait pas été initialement spécifié chez les patients si ce n'est par un questionnement sur leurs attentes. Ce questionnement patient n'était pas exactement symétrique et synchrone avec le questionnement des médecins car il n'était pas prévu au départ. Le discours ambivalent de Mr D vis à vis de son médecin traitant a fait surgir l'envie de questionner cette interaction symbolique chez son médecin qui ne s'est pas fait prier pour exprimer le ressenti problématique de sa relation avec son patient. Cette irruption non prévue au départ de cette dynamique interactionnelle symbolique MGH1/ Mr D illustre le côté "émergence d'idées nouvelles" de la recherche qualitative à partir des données de terrain et justifie ses caractéristiques de « théorisation ancrée » ("grounded theory"). Cette comparabilité synchronique a été très élaborée et très fructueuse dans l'interaction "symbolique" MGH1/ Mr D car chacun des protagonistes a pu exprimer sa vision des choses. Elle a été possible de manière plus partielle pour les autres interactions.

Un décalage dans le temps de 3 ans entre l'interview des patients et celui des médecins a pu entrainer aussi un décalage dans les perceptions qui limite le synchronisme dans la perception de l'interaction mais peut renseigner aussi sur son diachronisme et faire office de « feed back » à distance. L'interview de MGF3 3 ans après, a permis de pointer les difficultés de couple de Mr G et relativiser son discours « idéaliste » sur sa famille.

Mais globalement, l'analyse a permis une compréhension descriptive (ce qui s'est passé et comment ça s'est passé) et interprétative (dégager du sens et pourquoi ça s'est passé) de cette démarche ACP qui reste crédible et plausible.

4. Perspective de recherche

Ce travail de recherche se veut exploratoire. Il devra être complété car un certain nombre de questions sont apparues à la suite de ce travail, liées aux insuffisances et limites de cette étude.

Nous nous sommes demandés pourquoi les questions du sens de la maladie pour le patient n'ont pas été abordées directement lors des entretiens avec les médecins ? La petite enquête a permis d'ouvrir quelques pistes de discussion pour un travail futur.

La réalisation de soi comme objectif thérapeutique dans une ACP est apparue comme essentielle dans cette étude. Mais elle n'a pas non plus été abordée spontanément par les médecins de cette étude probablement du fait de la faiblesse de l'échantillon. Cette thématique pourra faire l'objet d'un travail complémentaire pour en comprendre la complexité.

Les résultats de cette étude doivent être relativisés car elle n'a pas été conçue dès le départ pour étudier spécifiquement l'interaction médecin patient. Seuls les médecins ont été interrogés spécifiquement sur ce thème. Les patients avaient le choix d'en parler quand ils exprimaient leurs attentes mais n'ont pas été incités à en dire plus. Une étude plus spécifiquement élaborée sur ce thème avec plus de dyades interactionnistes sera à prévoir. Des recherches plus ciblée sur l'interactionnisme symbolique devront être entreprises : en quoi permet –il d'aider le professionnel dans sa relation transférentielle ?

D'autres questions se posent sur son enseignement et son apprentissage. Quels sont les méthodes et outils pédagogiques les mieux adaptés ? Le rôle du tutorat et la formation des tuteurs dans l'approche centrée étudiant ?

Ce modèle ACP devra assumer une comparaison et un dialogue avec le modèle des compétences du CNGE. Comme le montre le schéma du modèle proposé par cette thèse, le modèle ACP intègre un grand nombre de compétences retrouvées dans le modèle dit de la « marguerite des compétences » de la discipline MG même si on ne retrouve pas une même architecture et la même réalité derrière les mêmes mots (27). Ce qui a été étiqueté comme « approche centrée patient-relation-communication » dans le cœur de la marguerite correspond à la capacité à mener un entretien centrée patient en utilisant des capacités communicationnelles et en construisant une relation qui tient compte des limites de chacun. L'approche globale biopsychosociale et la prise en compte de la complexité correspondent à l'adoption de posture thérapeutique (soins, soutien, accompagnement, éducation...), à l'élaboration d'un diagnostic de situation et à la négociation d'une décision partagée. La compétence éducation- prévention-santé individuelle et communautaire, correspond à la relation partenariale, à l'alliance thérapeutique, la collaboration interdisciplinaire et la posture réflexive. La composante « urgence » de premier recours n'est bien sûr pas adaptée à l'éducation thérapeutique du patient mais à la pratique clinique en général. Au total, la convergence et complémentarité entre les deux modèles mériteront discussion.

Sur le plan quantitatif, ce travail peut servir de base à l'élaboration d'un modèle de base de démarche éducative d'ACP qui pourrait faire l'objet d'un ECR comparant des MG formés à l'ACP vs MG non formés sur des critères de jugement cliniques et qualitatifs.

Au total, l'ACP fournit un champ de recherche inépuisable tant sur le plan qualitatif (pour en comprendre les forces et limites dans son application pratique) que sur le plan quantitatif (pour évaluer son efficacité et son efficience). Ce champ est bien adapté à la médecine générale en tant que discipline universitaire. Il lui permet de s'intégrer à une recherche reconnue sur le plan international.

Conclusion

Nous sommes partis d'un modèle ACP en 6 composantes qui s'empilent de manière apparemment hétéroclite sans que s'en dégagent une architecture et un sens explicite. Pour comprendre ses modalités de fonctionnement et dans une démarche phénoménologique, nous avons construit une démarche éducative d'ACP pour en faire une expérience vécue par des patients DT2 et observer ses résultats. Nous avons interpellé dans un deuxième temps les médecins traitants sur leur expérience vécue de démarche éducative avec ces patients pour croiser les regards et mieux cerner la compréhension commune que chacun avait de la situation-problème-diabète. L'objectif était que cela se passe le plus possible comme dans la vraie vie, de manière «pragmatique».

Cette étude a répondu positivement aux 2 questions de recherche. Les résultats de cette étude ont permis une compréhension de son mode de fonctionnement comme système thérapeutique. La confrontation et comparaison avec d'autres modèles ont enrichi la compréhension de ce modèle ACP. Elle a permis d'apporter des explications à son fonctionnement et de faire émerger des processus de changement et d'adaptation.

Nous avons pu déboucher sur une proposition de modélisation intégrative systémique thérapeutique. Celle-ci est tout à fait adaptée à l'éducation thérapeutique d'un médecin généraliste et au-delà à toute sa pratique clinique pourvu qu'il ait la motivation à la mettre en pratique et l'envie d'améliorer ses compétences. Cette modélisation permet d'éclairer d'un point de vue pratique la dynamique thérapeutique de l'ACP et donne du sens à la fonction soignante de chaque médecin dans une approche par compétence enseignable.

Bibliographie

1. Stewart M, Brown J, Weston W et al. Patient centred medicine. Transforming the clinical method. second edition. Oxon: Radcliffe medical press; 2003. 360 p
2. Taylor K. Paternalism, participation and partnership. The evolution of patient centeredness in the consultation. Patient Educ Couns 2009;(74):150-155.
3. Mead N, Bower P. Patient-centredness: a conceptual framework and review of the empirical literature. Soc Sci Med 2000;(51):1087-1110.
4. Balint M. Le Médecin, son Malade et la Maladie. Petite Bibliothèque Payot; 1973.422 p
5. BEH Diabète traité en France en 2007 - beh_43_2008.pdf [Internet]. [cité 11 juill 2013]. Disponible sur: http://www.invs.sante.fr/beh/2008/43/beh_43_2008.pdf
6. Laville M. A la recherche des mécanismes de l'insulinoresistance. Cah Nut Diét 2003;38(4):257-61.
7. Boulogne A, Vantyghem MC. Physiopathologie de l'insulinorésistance. Presse Med 2004;(33):666-72.
8. Guillausseau PJ, Laloi Michelin M. Physiopathologie du diabète de type 2. Rev Médecine Interne 2003;(24):730-37.
9. Moreau A, Félicioli P, Senez B, Le Goaziou MF. Evaluation de la qualité de vie des diabétiques (Etude QUODIEM Qualité de vie et Observance de Diabétiques de type 2 en Médecine générale). Rev Prat Med Gen 2003;(609):520-24.
10. Gillies CL, Abrams KR, Lambert PC et al. Pharmacological and lifestyle interventions to prevent or delay type 2 diabetes in people with impaired glucose tolerance: systematic review and meta-analysis. BMJ 2007;(334):299-308.
11. Prescrire Rédaction. Prévenir ou retarder le diabète de type 2. Rev Prescrire 2006;26(276):676-684.
12. Yamaoka K, Tango T. Efficacy of Lifestyle Education to Prevent Type 2 Diabetes. A meta-analysis of randomized controlled trials. Diabetes Care 2005;(28):2780-6.
13. Tuomilehto J, Lindstrom J, Eriksson JG (Finnish Diabetes Prevention Group). Prevention of type 2 diabetes mellitus by changes in lyfestyle among subjects with impaired glucose tolerance. N Eng J Med 2001;(344):1343-50.
14. Knowler WC, Barrett-Connor E, Fowler SE et al. Diabetes prevention research group: reduction in the evidence of lifestyle intervention or metformine. N Engl J Med 2002;(346):393-403.

15. Moreau A, Supper I. Effets des interventions éducatives sur la santé des patients diabétiques de type 2. Exercer 2011;(99):191-200.

16. Nathan D. Finding New Treatments for Diabetes : How Many, How Fast . . . How Good ? N Engl J Med 2007;(356):437-40.

17. Look AHEAD Research Group. Cardiovascular Effects of Intensive Lifestyle Intervention in Type 2 Diabetes. N Engl J Med 2013;(369):145-54.

18. Boussageon R, Supper I, Bejan-AngoulvantT et al. Reappraisal of Metformin Efficacy in the Treatment of Type 2 Diabetes: A Meta-Analysis of Randomised Controlled Trials. PLoS Med 2012;9(4):1-10.DOI:e1001204. i:10.1371/journal.pmed.1001204

19. World Health Organization. Adherence to long-term therapies: evidence for action. Geneva: WHO; 2003. Available online at the WHO Library and Information Networks for Knowledge Database (WHOLIS) [Internet]. Disponible sur: http://whqlibdoc.who.int/publications/2003/9241545992.pdf

20. Moreau A, Aroles V, Souweine G et al. Patient versus general practitioner perception of problems with treatment adherence in type 2 diabetes: From adherence to concordance. Eur J Gen Pr 2009;15(3):147-53.

21. Vermeire E, Hearnshaw H, Van Royen P, Denekens J. Patient adherence to treatment : three decades of research. A comprehensive review. J Clin Pharm Ther 2001;(26):1-12.

22. Van Camp Y, Bastiaens H, Van Royen P, Vermeire E. Treatment Adherence. In: Olson K, Young R, Schultz I. Handbook of Qualitative Research for Evidence Based Practice. Springer-Science. In press.

23. Loi HPST « portant réforme de l'hôpital et relatif aux patients, à la santé et au territoire ». Ministère de la santé, de la jeunesse, des sports et de la vie associative. LOI n° 2009-879 du 21 juillet 2009.

24. WONCA europe. Définition européenne de la médecine générale-médecine de famille. 2002.http://dmg.medecine.univparis7.fr/documents/Cours/MG%20externes/woncadefmg.pdf

25. Mission Evaluation des compétences professionnelles des métiers de la santé », CNGE, CNOSF, CASSF CNGOF. Référentiels métiers et compétences : médecins généralistes, sages femmes et gynécologues -obstétriciens. Paris: Berger Levrault; 2010. 155 p

26. Frappé P, Attali C., Matillon Y. Socle historique des référentiels métier et compétences en médecine générale. Exercer 2010;(91):41-46.

27. Compagnon L, Bail P, Huez JF et al. Définitions et description des compétences en médecine générale. Exercer 2013;24(108):148-155.

28. Depraz Nathalie. Comprendre la phénoménologie Une pratique concrète. Paris: Armand Colin; 2006. 210 p

29. Bourrel G. Comprendre le patient : s'engager derrière la recherche qualitative ? Exercer 2013;24(104):45‑6.

30. Good Byron. Comment faire de l'anthropologie médicale ? Médecine, rationalité et vécu. Le Plessis Robinson: Institut Synthélabo; 1998. 433 p

31. Le Moigne Jean Louis. Les épistémologies constructivistes. 3ième éd. Paris: Presses Universitaires de France; 2007. 128 p

32. OMS Europe. Education Thérapeutique du Patient. Programmes de formation continue pour professionnels de soins dans le domaine de la prévention des maladies chroniques. 1998.57p. http://www.euro.who.int/__data/assets/pdf_file/0009/145296/E93849.pdf

33. Eymard Chantal. Des modèles de l'éducation et de la santé à l'activité d'éducation thérapeutique. In Foucaud J, Bury J, Balcou-DebusscheM,Eymard C (sous la dir)Education Thérapeutique du Patient. Modèles, pratiques et évaluation. Issy-les-Moulineaux: INPES; 2010. 412 p

34. Plan 2007 - 2011 pour l'amélioration de la qualité de vie des personnes atteintes de maladies chroniques 15 mesures [Internet]. [cité 11 juill 2013]. Disponible sur: http://www.sante.gouv.fr/IMG/pdf/plan2007_2011.pdf

35. CRAEPS CRIPS. Dossier documentaire éducation thérapeutique du patient [Internet]. 2006. Disponible sur: http://www.craes-crips.org/ind/m.asp

36. Traynard P-Y, Gagnayre R. Qu'est ce que l'éducation thérapeutique ? In Simon D, Traynard PY, Bourdillon F, Grimaldi A. Education Thérapeutique Prévention et maladies chroniques. Issy-les- Moulineaux: Elsevier Masson; 2007. p. 269.

37. Whitlock EP, Orleans TO, Pender N, Allan J. Evaluating Primary Care Behavioral Counseling Interventions: an Evidence-based Approach. Am J Prev Med 2002;22(4):267‑84.

38. Rosenstock I, Strecher V, Becker M. Social Learning Theory and the Health Belief Model. Health Educ 1988;15(2):175‑83.

39. Ajzen I. The Theory of Planned Behavior. Organ Behav Hum Decis Process 1991;50 179-211.

40. Prochaska J, DiClemente C, Norcross J. In Search of How People Change. Applications to Addictive Behaviors. Am Psychol 1992;47(9):1102‑1114.

41. Prochaska J. Decision Making in the Transtheoretical Model of Behavior Change. Med Decis Mak 2008;(28):845-49.

42. Prochaska J,Redding C, Evers K. The Transthéorical model and stages of change. Health Behav Health Educ. 4ième éd. San Francisco: Jossey- Bass; 2008. 97-121.

43. Jones H, Edward L, Vallis T et al. Changes in Diabetes Self-Care Behaviors Make a Difference in Glycemic Control. The Diabetes Stages of Change (DiSC) study. Diabetes Care 2003;(26):732-37.

44. Bandura Albert. Auto-efficacité. Le sentiment d'efficacité personnelle. 2ième édition. Bruxelles: De Boeck & Larcier; 2007. 859 p

45. Miller W, Rollnick S. L'entretien motivationnel. Aider la personne à engager le changement. 1ière édition. Paris: InterEditions -Dunod; 2006. p 237

46. Peyrot M, Rubin R. Structure and Correlates of Diabetes-Specific Locus of Control. Diabetes Care 1994;17(9):994-1001.

47. Velicer W, Prochaska J, Fava J et al. Smoking cessation and stress management: Applications of the Transtheoretical Model of behavior change. Homeostasis 1998;38(216-33).

48. Golay A, Lagger G, Giordan A. Comment motiver le patient à changer ? Paris: Maloine; 2011. 247 p

49. Gagnayre R. Le patient : un apprenant particulier. In Simon D, Traynard PY, Bourdillon F, Grimaldi A. Education Thérapeutique Prévention et maladieschroniques. Issy-les-Moulineaux: Elsevier Masson; 2007. p. 269.

50. Bruchon-Schweitzer M. Psychologie de la santé. Modèles, concepts et méthodes. Paris: Dunod; 2002.440 p

51. Lazarus R, Folkman S. Stress, appraisal, and coping [Internet]. Springer; 1984. Disponiblesur:http://books.google.fr/books?id=iySQQuUpr8C&printsec=frontcover&hl =fr#v=onepage&q&f=true

52. Paulhan I. Le concept de coping. Année Psychol 1992;92(4):545-557.

53. Le Breton David. L'interactionnisme symbolique. 2ième éd. Paris: Presses Universitaires de France; 2008.249 p

54. Mead George Herbert. Social Attitudes and the Physical World. Mind Self Soc [Internet]. Chicago: University of Chicago Press; 1934. Disponible sur: http://www.cf.ac.uk/socsi/undergraduate/introsoc/social4.html

55. Goffman Erving. The Presentation of Self in Everyday Life. New York: Doubleday; 1956. Disponible sur: http://www.cf.ac.uk/socsi/undergraduate/introsoc/social1.html

56. Goffman E. La « distance au rôle » en salle d'opération. Actes Rech En Sci Soc 2002;(143):80-87.

57. Auzoult Laurent. Conscience de soi et régulations individuelles et sociales. Paris: Dunod; 2012. 189 p

58. Rogers Carl. Psychothérapie et relations humaines. Théorie de la thérapie centrée sur la personne. Issy-les Moulineaux: ESF éditeur; 2009. 157 p

59. Laplantine François. Anthropologie de la maladie, Payot, 1992). Paris: Bibliothèque Payot; 1992. 411 p

60. Little P, Everitt H, Williamson I et al. Preferences of patients for patient centred approach to consultation in primary care : observational study. BMJ 2001;(322):468-72.

61. Holmes J. Narrative in psychiatry and psychotherapy: the evidence. Med Humanit 2000;(26):92-96.

62. Lacroix A, Assal JP. L'éducation Thérapeutique des patients. Accompagner les patients avec une maladie chronique : nouvelles approches. 3ième éd. Paris: Maloine; 2011. 247 p

63. Engel G. From Biomedical to biopsychosocial. Being scientific in the human domain. Psychosomatics 1997;(38):521-28.

64. Balint M, Balint E. Techniques psychothérapeutiques en médecine. 2006 Edition Payot et Rivages. Paris: Petite Bibliothèque Payot; 1966. 396 p

65. Britten N, Stevenson F, Barry C et al. Misunderstandings in prescribing decisions in general practice: qualitative study. BMJ 2000;(320):484-88.

66. Dowell J, Jones A and Snadden D. Exploring medication use to seek concordance with 'non-adherent' patients: a qualitative study. Br J Gen Pract 2002;(52):24-32.

67. Sultan S, Attali C, Gilberg S et al. Physicians' understanding of patients' personal representations of their diabetes: Accuracy and association with self care. Psychol Health 2011;26(sup 1):101-107.

68. Stewart M, Brown JB, Donner A et al. The Impact of Patient-Centered Care on Outcomes. J Fam Pr 2000;(49):796-804.

69. Moreau A, Carol L, Dedianne MC et al. What perceptions do patients have of decision making (DM) ? Toward an integrative patient-centered care model. A qualitative study by focus group interviews. . Patient Educ Couns 2012;(87):206-211.

70. Aujoulat I, D'Hoore W, Deccache A. Patient empowerment in theory and practice: Polysemy or cacophony? Patient Educ Couns 2007;(66):13-20.

71. Pollock Kristian. Concordance in médical consultations. A critical review. Oxon: Radcliffe Publishing 2005 155 p.

72. Michie S, Miles J, Weinman J. Patient-centredness in chronic illness: what is it and does it matter? Patient Educ Couns 2003;(51):197-206.

73. Griffin S, Kinmonth A L, Veltman M et al. Effect on Health-Related Outcomes of Interventions to Alter the Interaction Between Patients and Practitioners: A Systematic Review of Trials. Ann Fam Med 2004;2(6):595-608.

74. Kaplan SH, Greenfield S, Ware JE. Assessing the effects of physician–patient interactions on the outcomes of chronic disease. Med Care 1989;(27):110-27.

75. Kinmonth A, Woodcock A, Griffin S et al. Randomised controlled trial of patient centred care of diabetes in general practice: impact on current wellbeing and future disease risk. BMJ 1998;(317):1202-8.

76. Chambon O, Marie -Cardine M. Les bases de la psychothérapie. Approche intégrative et éclectique. Paris: Dunod; 1999.304 p

77. Suchman A. A New Theoretical Foundation for Relationship-centered Care.Complex Responsive Processes of Relating. J Gen Intern Med 2006;(21):S40-44.

78. Street R, Gordon H, Haidet P. Physicians' communication and perceptions of patients: Is it how they look, how they talk, or is it just the doctor? Soc Sci Med 2007;(65):586-98.

79. Cape J, Barker C, Buszewic M et al. General practitioner psychological management of common emotional problems (1) :definitions and literature review. Br J Gen Pr 2000;(50):313-18.

80. Rollnick S, Miller W, Butler C. Pratique de l'entretien motivationnel. Paris: Interéditions Dunod; 2009. 247 p

81. Cottreaux J. Les psychothérapies comportementales et cognitives. 5ième éd. Issy-les-Moulineaux: Elsevier Masson; 2011. 358 p

82. Moreau A, Dedianne MC, Bornet Sarassat L et al. Attentes et perceptions de la qualité de la relation entre médecins et patients. Rev Prat Med Gen 2004;(674/675):1495-98.

83. ANAES. Information des patients ; Recommandations et Références destinées au médecin. Paris Mars 2000.

84. Programme National Nutrition Santé PNNS. Manger Bouger [Internet]. Disponible sur: http://www.mangerbouger.fr/pnns/

85. Mullen PD, Simons-Morton DG, Ramirez G et al. A meta analysis of trials evaluating patient education and counselling for three group of preventive health behaviour. Patient Educ Couns 1997;(32):157-73.

86. Moreau A, Boussageon R, Girier P, Figon S. Efficacité thérapeutique de « l'effet médecin » en soins primaires. Presse Med 2006;(35):967-73.

87. Di Blasi Z, Harkness E, Ernst E et al. Influence of context effects on health outcomes: a systematic review. Lancet 2001;(357):757-62.

88. Hojat M, Louis D, Markham F et al. Physicians' Empathy and Clinical Outcomes for Diabetic Patients. Acad Med 2011;86(3):359-64.

89. Epstein Seymour. Cognitive-experiential self-theory of personality. Compréhensive Handbook of Psychology. Hoboken, NJ: Wiley and Sons; 2003. p. 159-184.

90. Watzlawick Paul, Weakland John, Fisch Richardis. Changements Paradoxes et psychothérapie. Paris: Le Seuil; 1975.191 p

91. OMS Genève 1999. Glossaire de la promotion de la santé. Disponible sur: http://www.quebecenforme.org/media/1449/ho_glossary_fr.pdf

92. Maslow Abraham H. Vers une psychologie de l'être. Paris: Fayard; 1972. 270 p

93. D'Ivernois JF, Gagnayre R. Apprendre à éduquer le patient Approche pédagogique. 2ième éd. Paris: Maloine; 2004. 155 p

94. Haynes RB, Devereaux PJ, Guyatt GH. La compétence du clinicien à l'ère de la médecine fondée sur les niveaux de preuve et de la décision partagée avec le patient. EBM J 2003;(34):5-8.

95. Baarts C, Tulinius C, Reventlow S. Reflexivity : a strategy for a patient-centred approach in general practice. Fam Pr 2000;17(5):430-4.

96. Duggan P, Geller G, Cooper L et al. The moral nature of patient-centeredness: Is it ''just the right thing to do''? Patient Educ Couns 2006;(62):271-276.

97. Tate Peter. Soigner (aussi) sa communication. De Boeck & Larcier; 2005.225 p

98. Moran J, Bekker H,Latchford G. Everyday use of patient-centred, motivational techniques in routine consultations between doctors and patients with diabetes. Patient Educ Couns 2008;(73):224-31.

99. Kjeldmand D,Holsmtröm I, Rosenqvist U. How patient centred am I ? A new method to measure physicians' patient centredness. Patient Educ Couns 2006;(62):31-37.

100. van Dijk-de Vries A,Moser A, Mertens V et al. The ideal of biopsychosocial chronic care: How to make it real? A qualitative study among Dutch stakeholders. BMC Fam Pract 2012;(13):14-22.

101. Lussier MT, Richard C. En l'absence de panacée universelle. Répertoire des relations médecin-patient. Can Fam Physician • Médecin Fam Can 2008;54:1096-99.

102. Zandbelt L, Smets E, Oort F et al. Determinants of physicians' patient-centred behaviour in the medical specialist encounter. Soc Sci Med 2006;(63):899-910.

103. Bombeke K, Symons L,Debaene L et al. Help, I'm losing patient-centredness! Experiences of medical students and their teachers. Med Educ 2010;(44):662-73.

104. Oude Engberink A, Lognos B, Clary B, Bourrel G. La méthode phénoméno-pragmatique : une méthode pertinente pour l'analyse en santé. Exercer 2013;24(105):4-11.

105. Danion Pierre Eric. Approche Centrée sur le patient : intérêt et faisabilité dans la prise en charge du diabète de type 2 en médecine ambulatoire. Thèse de médecine Lyon juillet 2007;

106. Barbour R. Checklists for improving rigour in qualitative research: a case of the tail wagging the dog? BMJ 2001;(322):1115-1117.

107. Mays N, Pope C. Qualitative research in health care: Assessing quality in qualitative research. BMJ 2000;(320):50-52.

108. Miles Matthew, Huberman Michael. Analyse des données qualitative. 2ième éd. Bruxelles: De Boeck & Larcier; 2003.

109. Vermeire E. The study of research evidence synthesis applied to adherence to treatment recommendations in people living with type 2 diabetes. Doctoral thesis, Faculty of Medicine, University of Antwerp, Belgium, 2005.Antwerp 2005 [Dissertation];

110. Chenail R, Maione P. Sensemaking in Clinical Qualitative Research. Qual Rep [Internet]. 1997;3(1). Disponible sur: http://www.nova.edu/ssss/QR/QR3-1/sense.html

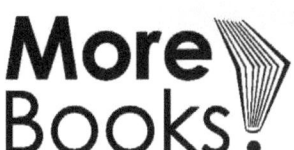
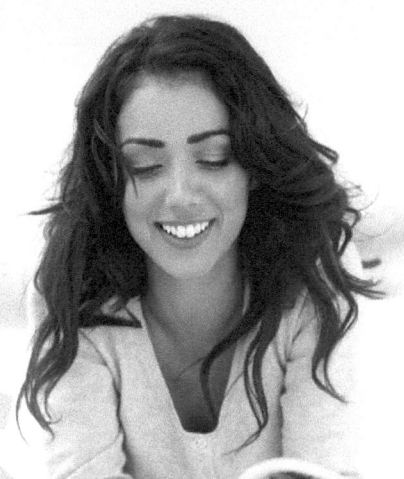

Oui, je veux morebooks!

I want morebooks!

Buy your books fast and straightforward online - at one of the world's fastest growing online book stores! Environmentally sound due to Print-on-Demand technologies.

Buy your books online at
www.get-morebooks.com

Achetez vos livres en ligne, vite et bien, sur l'une des librairies en ligne les plus performantes au monde!
En protégeant nos ressources et notre environnement grâce à l'impression à la demande.

La librairie en ligne pour acheter plus vite
www.morebooks.fr

OmniScriptum Marketing DEU GmbH
Heinrich-Böcking-Str. 6-8
D - 66121 Saarbrücken
Telefax: +49 681 93 81 567-9

info@omniscriptum.com
www.omniscriptum.com

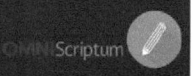

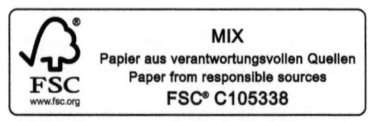

Printed by Books on Demand GmbH, Norderstedt / Germany